不起來」的人都需要的自救BOOK

找回手臂靈活力

町田秀樹─著
町田脊醫治療院院長

肩膀疼痛自救手冊

楓葉社

手臂只能抬高
30度左右

放輕鬆
交給重力

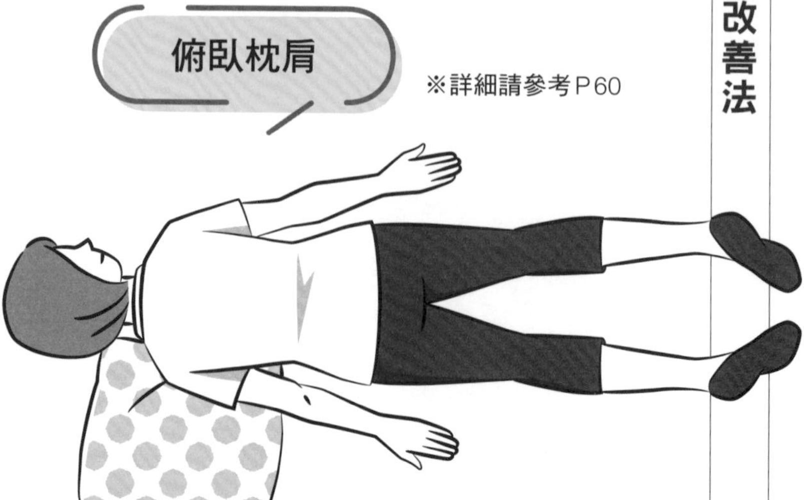

※詳細請參考P60

即使勉強抬高手臂，也會為了不讓肩膀疼痛，導致關節的動作詭異，而且就算肩膀不痛了，關節的靈活度也會變得比之前差。

請各位拋開「肩膀必須活動才行」的想法，放棄只靠自己的力量活動肩膀。

然後，放輕鬆交給身體的重量，將雙手伸直，慢慢拉開胸口。

已經筋疲力盡，卻還是繼續勉強自己的話，反而會讓肩膀更不能動……

※手臂抬高不會感到疼痛或發麻，就是可以抬起的角度。

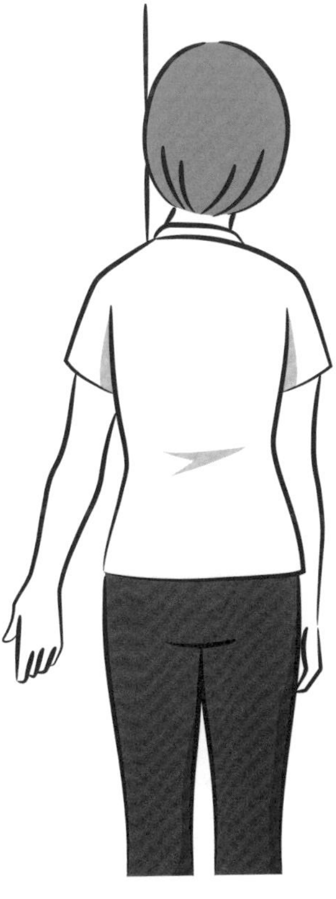

靠牆拉肩

※詳細請參考P62

手臂只能抬高30～45度

肩膀下沉並伸直手臂

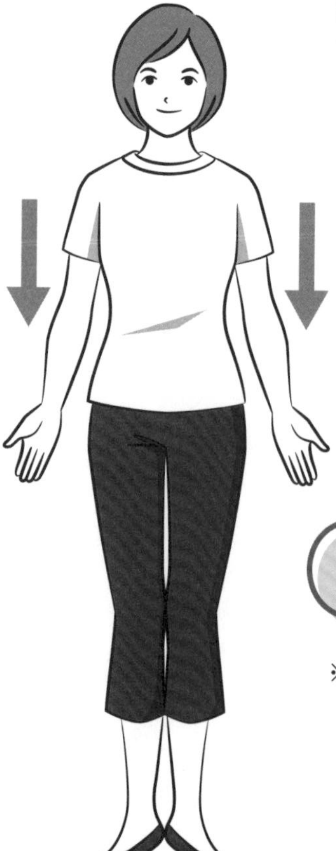

肩、臂下沉運動

※詳細請參考P66

手臂雖能抬得更高一些，但現在還是不要太勉強。
要是現在急著把手臂抬得更高，肩膀就會回到筋疲力盡的狀態。
請再給肩膀多一點時間休息吧。
目前先保持出力聳肩的狀態。
等到差不多的時候就來練習讓肩膀往下沉吧。

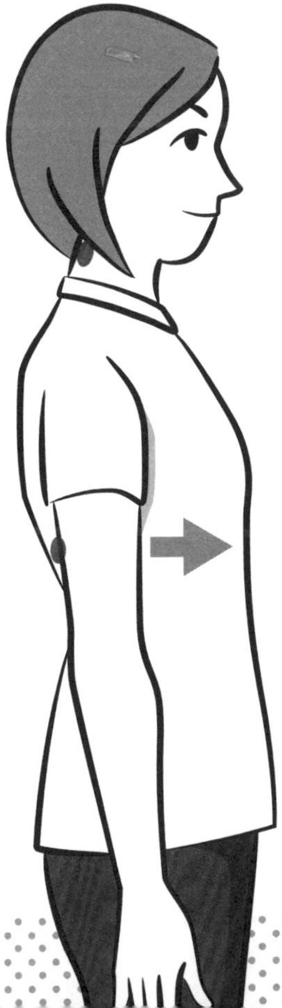

收下巴運動

※詳細請參考P64

放鬆肩膀並挺直背部

手臂可以抬高45～60度

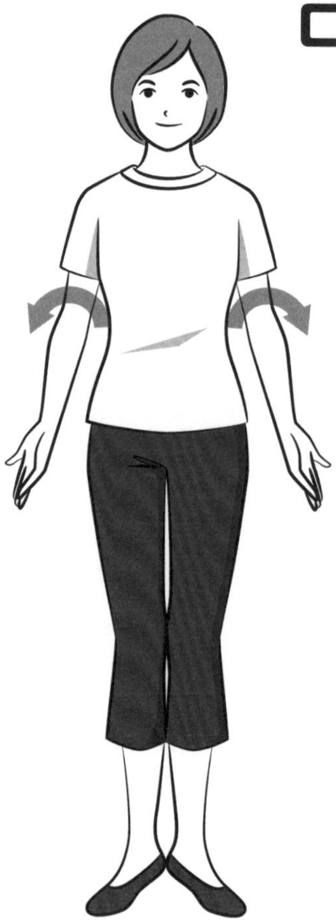

肩關節放鬆操

※詳細請參考P70

已經能夠抬高手臂的話，就證明我們已經成功將肩膀往下沉。

現在差不多可以來活動肩膀，調整肩膀的狀態。

請各位把手臂往後轉（扭轉）。

這個階段也一樣，太過心急反而會不小心回到原本的狀態。

所以不必著急，請用正確的方式動一動肩膀吧。

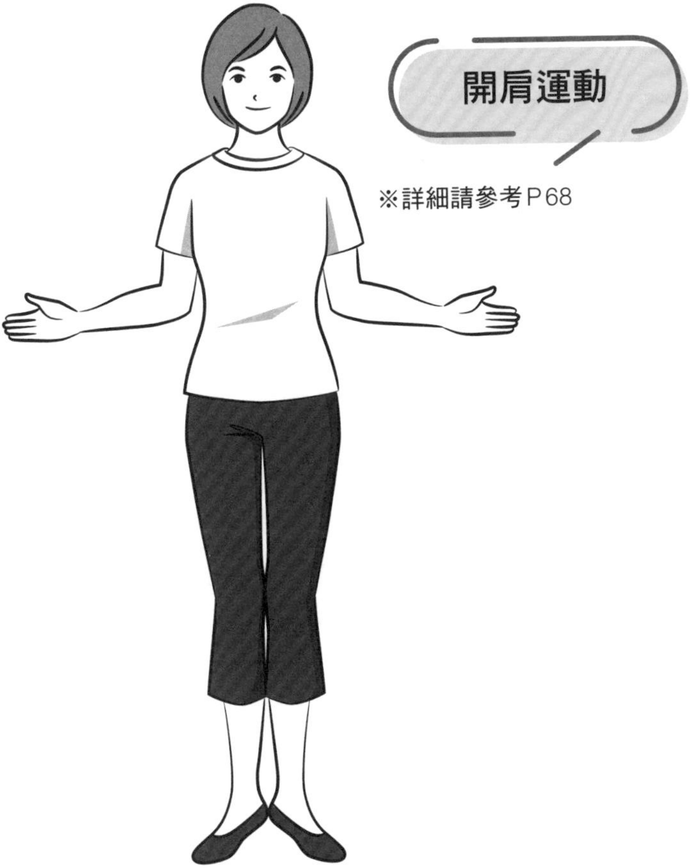

※詳細請參考P68

手臂可以抬高60～90度

邊調整角度，同時放鬆肩膀並下壓肩胛骨

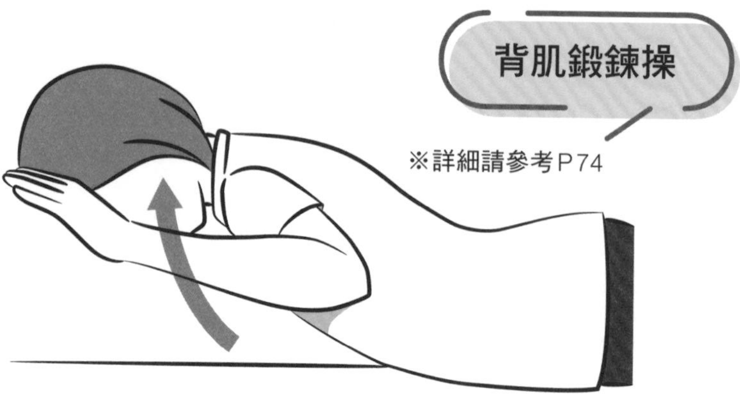

為了更進一步改善肩膀的狀態，接下來我們要靠自己的力量以及反作用力，讓肩胛骨更往下沉。

反覆出現五十肩症狀的人一樣別著急，請用正確的方式慢慢做。

曲肘開肩

※詳細請參考P72

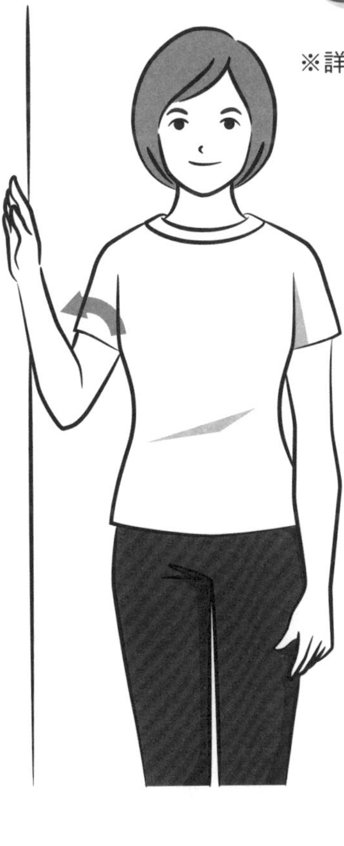

手臂可以抬高
超過90度

保持肩胛骨不動並高舉雙臂

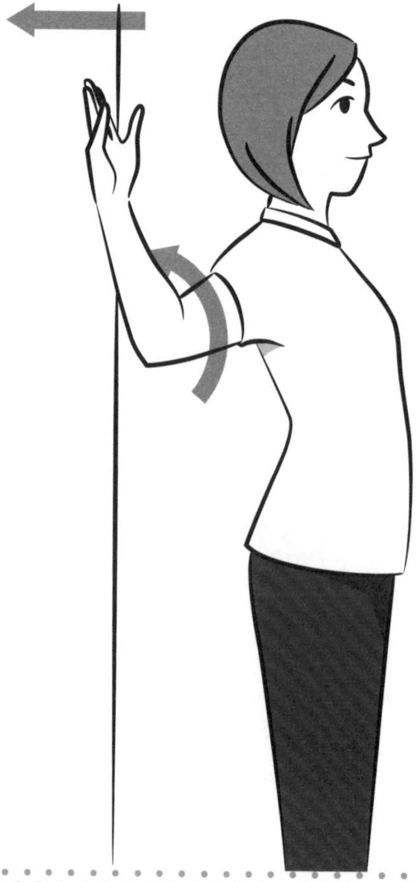

90度開肩

※詳細請參考P75

請抬高手臂，而且盡量不要移動肩胛骨。

肩胛骨過度活動會破壞手臂動作的平衡，引起疼痛。

所以請固定好肩胛骨，讓肩膀回歸正常活動吧。

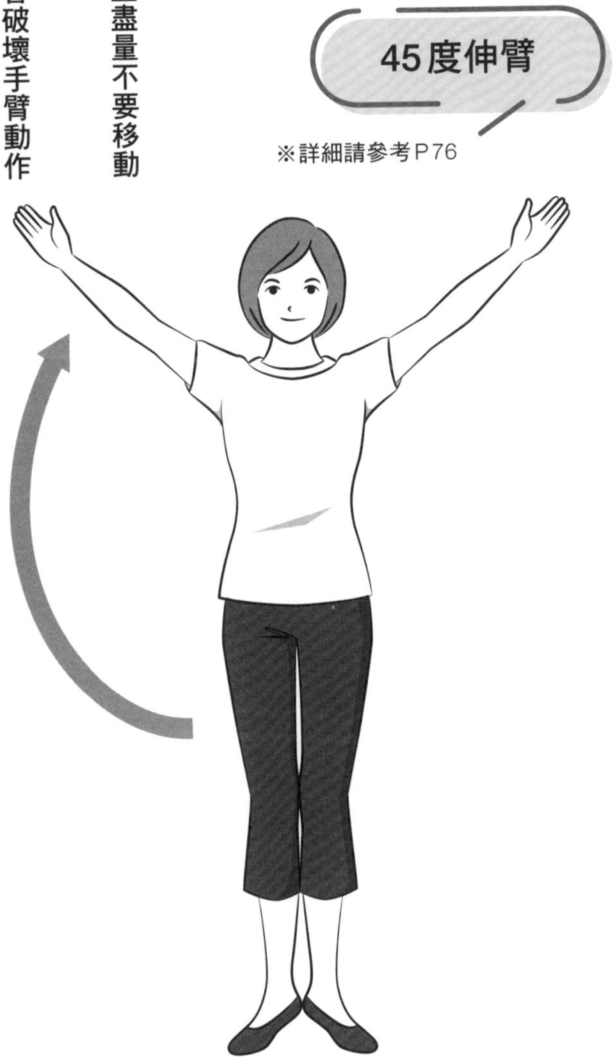

Part 1

為何肩膀疼痛會讓手臂抬不起來

Part 2 如何改善五十肩

Part 3

改善五十肩的肩關節放鬆操

Part 4 拒絕五十肩的生活好習慣

·目錄·

Part 1

為何肩膀疼痛
會讓手臂抬不起來

放任肩膀疼痛會讓手臂抬不起來

「手臂舉不起來」、「肩膀動也動不了」。出現這樣的症狀時，就要懷疑是不是有五十肩。五十肩在醫學上的正式名稱為沾黏性肩關節囊炎，江戶時代的日本人將50歲左右出現的肩、臂疼痛症狀稱為長命病、五十肩。

五十肩的痛感通常來得莫名其妙，有的人只要疼痛過了就沒事，有的人卻會感到愈來愈疼痛。甚至還有人剛開始只是覺得「肩膀好像有點異樣感」，結果症狀突然惡化到「痛得沒辦法活動」、「半夜痛得睡不著覺」的程度。因肩膀長期的劇烈鈍痛感而飽受精神折磨的情況也不在少數。

五十肩的特徵是疼痛期長短因人而異，疼痛感雖然會在某一天突然消失，但多數人都會復發，所以並不好應付。疼痛情況會隨著每次復發變得愈來愈嚴重，得耗費很長一段時間才能改善。而且，關節的活動範圍也會愈來愈小，就算肩膀暫時不疼痛，也幾乎沒辦法活動。雖然五十肩看起來很難應付，但只要了解成因，並且以正確的方式改善，就能成功避免症狀惡化。

肩膀的構造

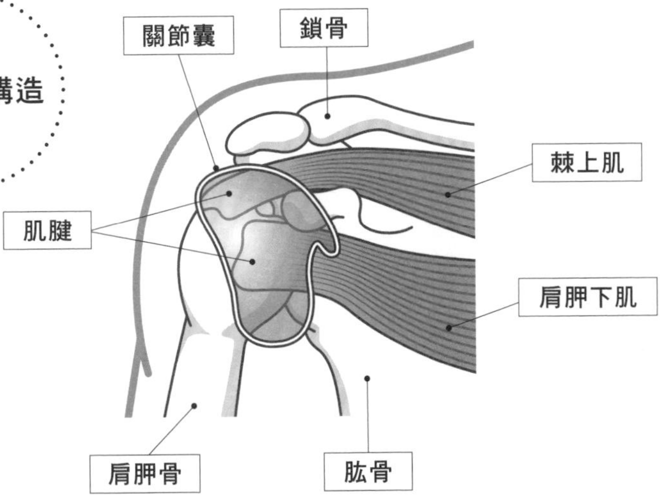

肩膀周圍有發炎的情況，或肩膀關節囊出現發炎、沾黏，就會形成所謂的五十肩。

五十肩的主要症狀

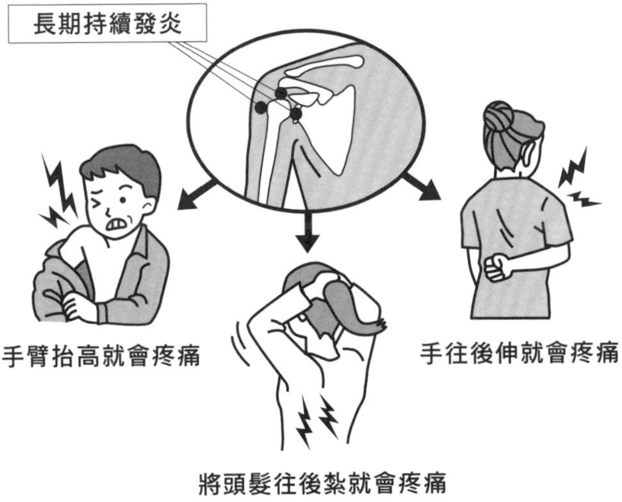

肩膀僵硬、手舉不起來，最後形成冰凍肩

「肩膀突然痛到沒辦法抬起手臂」。出現過五十肩症狀的人幾乎都會這麼說。但其實在出現這個情況之前，一定已經有好幾次的前兆。

上臂中段靠外側的部分出現壓迫般的疼痛感，就是五十肩發作的前兆。這是肩膀疼痛暫時改善時都會出現的症狀。

許多人都是在肩痛開始改善以後，才回想起之前好像隱約出現過這個症狀。手臂像被拉扯一樣的壓迫感剛開始並不會讓人感到疼痛，所以不會特別在意，以為只要做個伸展操或運動就沒事了。直到一年內出現好幾次相同的症狀，才發覺只要將手臂伸到背後就會感受到壓迫與疼痛。最後，連肩膀的關節也開始疼痛起來，症狀變得愈來愈嚴重。

說起五十肩，通常都認為肩膀的疼痛會來得很突然，但其實身體早就透過前兆提醒我們。每復發一次，症狀跟疼痛就會更嚴重一些。然而到最後，當疼痛感不再消失，肩關節也幾乎動彈不得時，就會演變成俗稱的「冰凍肩」(Frozen Shoulder)。

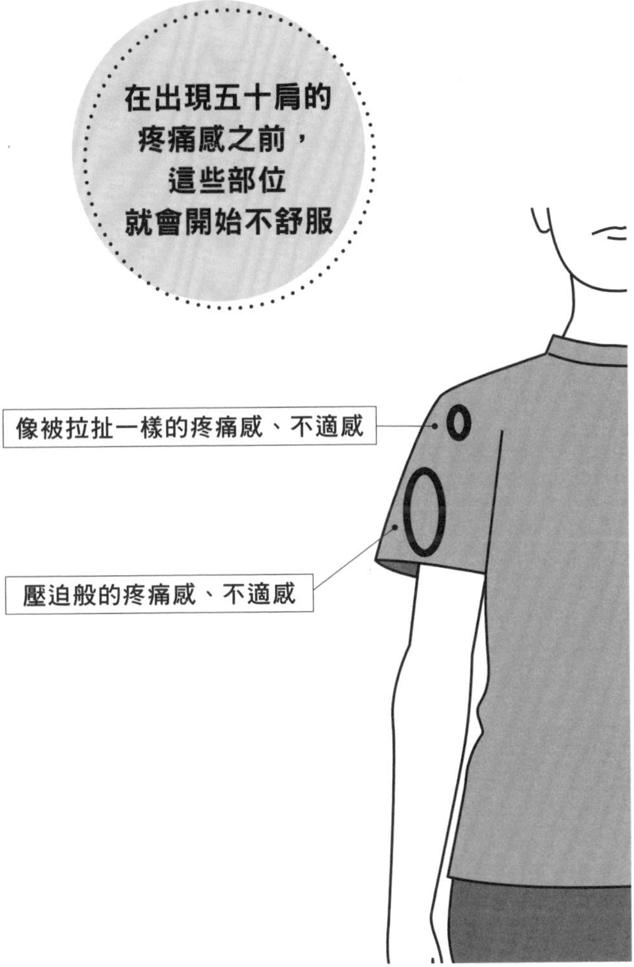
在出現五十肩的
疼痛感之前，
這些部位
就會開始不舒服
像被拉扯一樣的疼痛感、不適感
壓迫般的疼痛感、不適感

上臂會出現壓迫般的疼痛感、不適感。

肩膀疼痛就不要勉強抬高手臂

當肩膀疼痛到手臂都抬不起來時，有的人就會完全不讓手臂繼續活動。但其實這樣做只會讓情況變得更糟。首先要做的應該是放鬆身體，讓肩膀不要繼續用力。

相反地，有的人則是擔心「再不活動肩膀的話，最後可能會完全動彈不得」，所以拚命地活動。但站在治療者的立場來說，我不希望各位這樣勉強自己的身體。

請各位站在鏡子前面或用相機錄影，看看在肩膀疼痛的狀態下，卻還是勉強舉起手臂的模樣。

應該可以發現鏡子或影片裡的自己雖然把手臂舉得很高，但身體卻歪了一邊，肩膀也很用力地往上抬，幾乎都沒有活動到關節，只是強迫身體做出舉高手臂的動作而已。

就算再怎麼勉強抬高手臂，也只會讓肩膀的情況變得更嚴重。

因此，我們首先必須了解肩膀為什麼會疼痛得沒辦法舉高手臂，接著再來思考該怎麼做才能讓肩膀的關節恢復到正常活動的狀態。

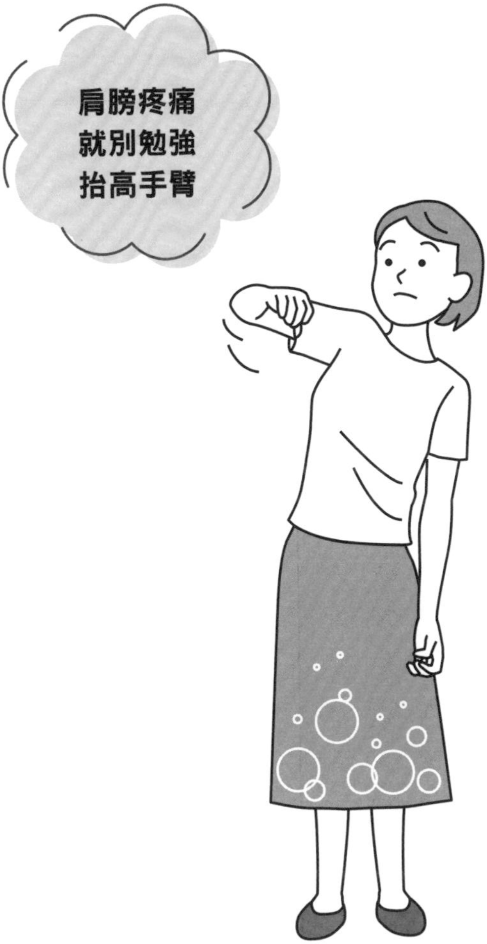

就算勉強抬高手臂，肩關節卻一動也不動。

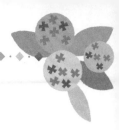

肩膀活動度愈來愈小的原因

「肩膀再不活動就會愈來愈僵硬」。

請各位拋開這種觀念。我們如何對待自己的身體，本來就會影響到肩膀的狀態，使其活動範圍愈變愈小。

以5歲到10幾歲的孩子為例，看著他們把手臂舉到最高的樣子，應該會發現他們的手臂都能輕鬆貼著耳朵。但是隨著年紀愈來愈大，就愈沒辦法把手臂舉到這麼直，看著鏡中自己舉手的模樣，可能還會感到一絲無奈。

但其實只要我們以正確的方式對待身體的話，肩膀的活動度就沒有機會變差。

有五十肩的情況下，一旦肩膀的活動度明顯變差，就會出現異樣感。而當身體習慣肩膀的動作變小後，症狀就會跟著消失。但要是肩膀的活動度變得更差時，症狀就會再次出現。一直不停地重複著這樣的循環，五十肩的情況便愈來愈嚴重。

肩膀的狀態不會因為經常活動就變好，也不會因為不常活動就變糟，唯有以正確的方式活動肩膀，才能讓肩膀一直保持在良好的狀態。

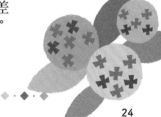

正確與錯誤的舉手方式

○

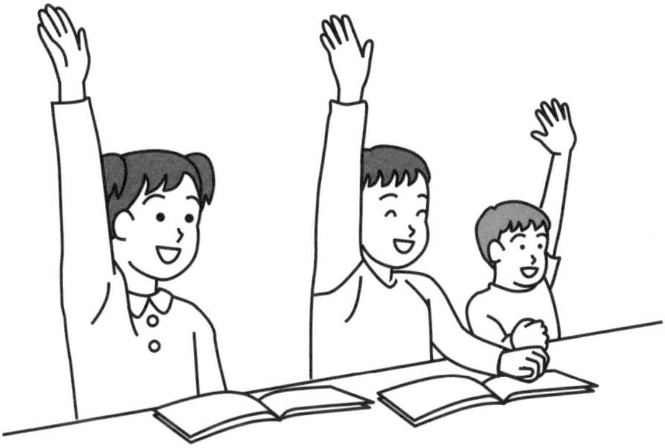

小學生幾乎都能把手臂貼著耳朵舉高。

×

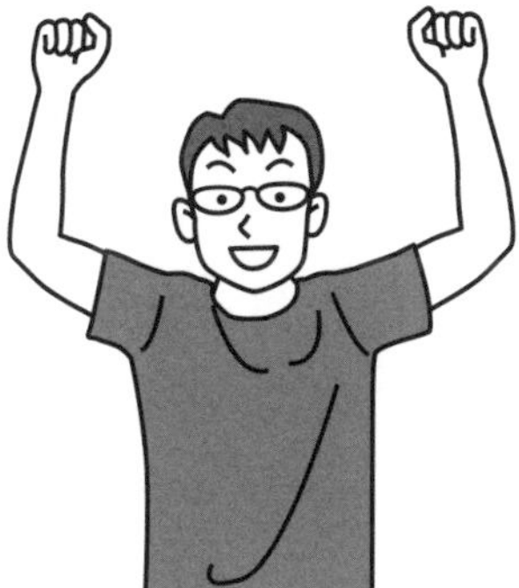

壞習慣也會
造成肩膀的不適與疼痛

人類有個非常珍貴的特質叫做「習慣」，但這個特質有時也會令人傷透腦筋。

不管工作也好，運動也好，神經的傳遞速度與肌力都隨著「發展」愈來愈進步。而一件事情的發展，必定與習慣有關。

以坐姿為例。即使我們都知道要使用正確的姿勢，但是坐下來就是容易彎腰駝背。一旦長期坐姿不良，最後身體可能會歪斜到連自己都不敢置信的地步。等到身體姿勢固定下來，想改回正確的坐姿時，也會因為太過難受而宣告失敗。

相反地，只要已經習慣了正確的坐姿，就不會覺得這樣坐著很不舒服，就算想彎腰駝背，身體也已經不容易形成這些不好的姿勢。

不論是好的姿勢還是壞的姿勢，都會讓我們的肌肉以及骨骼慢慢產生變化，讓身體方便做出早已習慣的動作。最後的結果就是造成身體不適或疼痛。肩膀不舒服以及疼痛的原因就在於日常的壞習慣。

希望各位盡力改掉這些壞習慣，真正改善肩膀的疼痛。

良好的坐姿以及彎腰駝背的坐姿

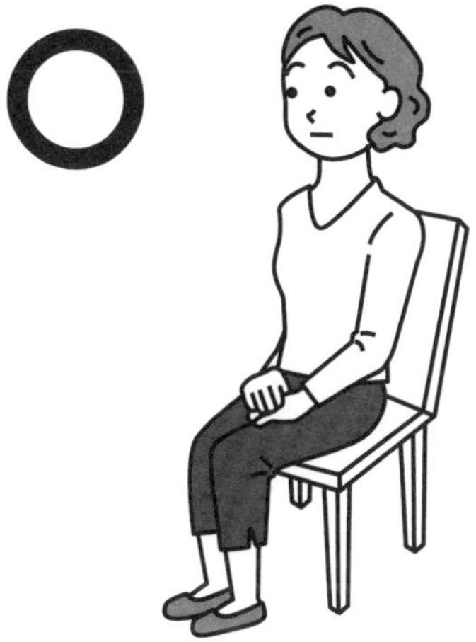

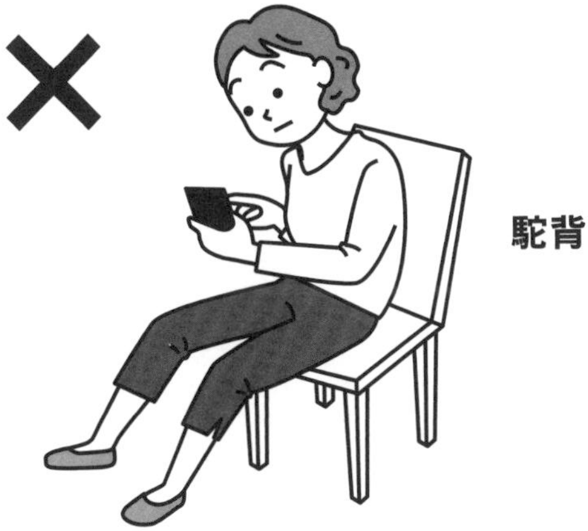

坐下時骨盆與地面保持平行。彎腰駝背的坐姿對身體很不好。

肩胛骨最不容易做出下壓的動作

現代人喜歡大幅度地活動肩胛骨。不過，我希望各位都能注意到肩胛骨的動作其實有容易及不容易活動的方向。

肩胛骨的動作大致分為6種，這裡要特別注意的是向上、向下、向內、向外的動作。肩胛骨可以很輕鬆地向上與向外移動，而且活動的幅度很大。而向內的幅度雖因人而異，不過大致上來說都能大幅度地活動。

最大的問題就在於向下的動作，這是肩胛骨最難做的動作。肩胛骨本身就不容易下移，有的人甚至不曉得怎麼讓肩胛骨往下移動。就算肩膀的狀態很正常，不會做的人也只能讓肩胛骨稍微往下移動一點點而已，所以真的很難知道怎麼做才正確。

若是隨意大幅度地活動肩膀，向上和向外移動的幅度變大後，身體就容易向上、向外移動，逐漸失去向內移動的能力。如此一來就會出現駝背現象，光是站著就會造成肌肉很大的負擔，甚至再也做不出讓肩胛骨向下的動作。

就此形成了典型的駝背狀態。

肩胛骨4個方向的動作

向內（向內靠攏）

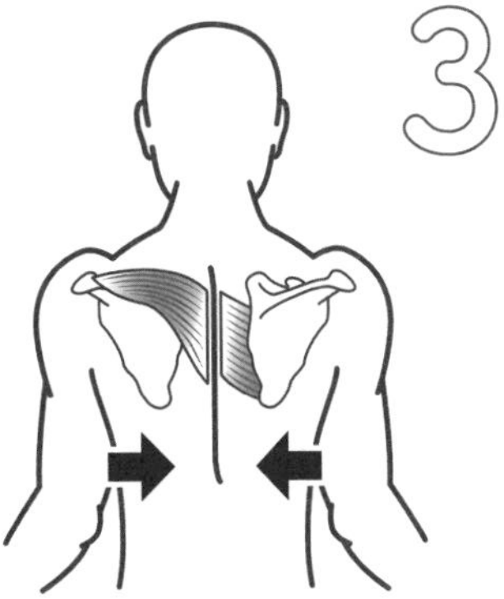

向上（上抬）

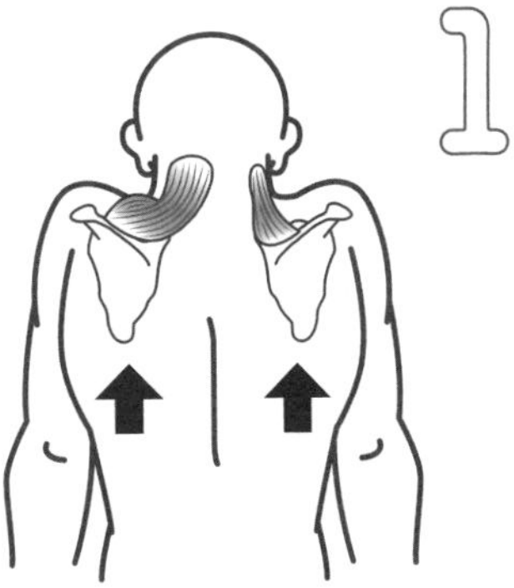

向外（向外伸展）

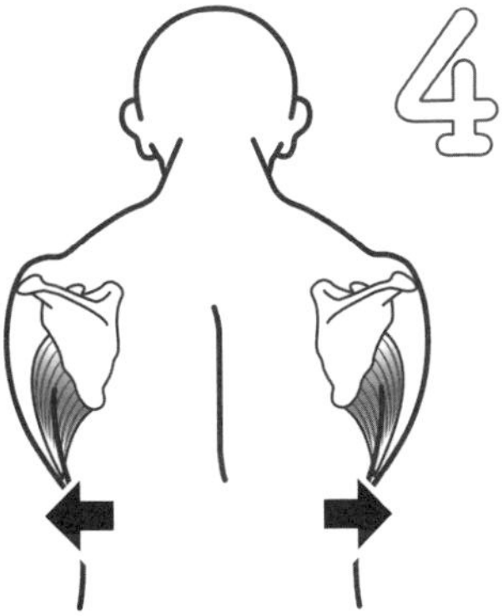

向下（下壓）
最難做到

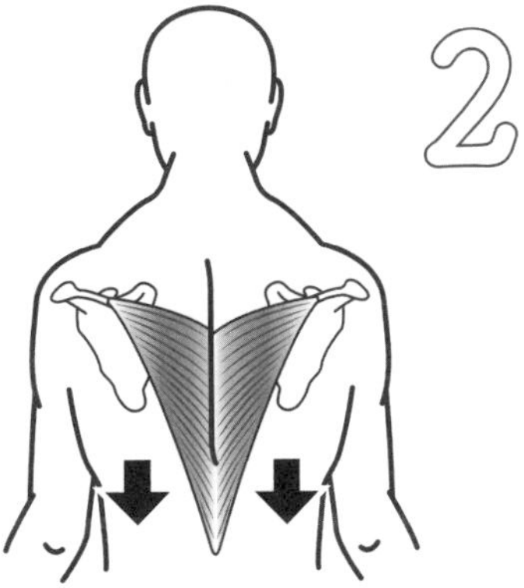

肩胛骨的動作大致上分為6種，分別是①上抬（肩胛骨往上）、②下壓（肩胛骨往下）、③內轉（肩胛骨向內靠）、④外轉（肩胛骨向外拉）、⑤上轉（肩胛骨向外轉）、⑥下轉（肩胛骨向內轉），本書濃縮成對姿勢最重要的4個動作，分別是上抬、下壓、內轉及外轉。

為什麼會引發五十肩

當肩膀疼痛得連手臂也舉不起來時，十之八九都是俗稱的五十肩，醫學上稱為「沾黏性肩關節囊炎」。其發生原因最主要就是棘上肌發炎。棘上肌發炎的情況惡化後，周圍的肌肉就有可能發生斷裂。

想要改善沾黏性肩關節囊炎，就必須先了解肩膀的肌肉為何會發炎。

不過，包覆、支撐肩胛骨及肱骨的肩旋轉肌腱斷裂也會造成肩膀疼痛，症狀很容易與沾黏性肩關節囊炎混淆，所以如果想更加確定肩膀疼痛的原因，建議還是前往骨科做超音波檢查。

我在治療肩膀疼痛時都會記得一件事——肩膀痛可能是棘上肌正在發炎。

各位應該都聽說過「圓肩」吧。當棘上肌發炎時，肩膀很有可能就是處於圓肩的狀態。駝背等的不良姿勢會造成圓肩，所以我想各位之中應該也有人嘗試過改善圓肩情況吧。

只要瞭解「圓肩」究竟是個什麼，就能找到真正的改善方法。

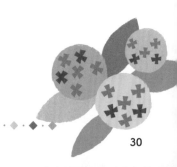

肩關節周圍的發炎

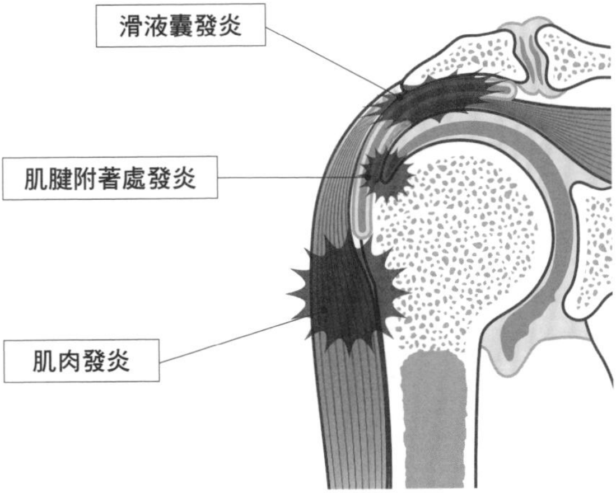

肩關節周圍引發的發炎。

冰凍肩與肩旋轉肌腱斷裂的差別

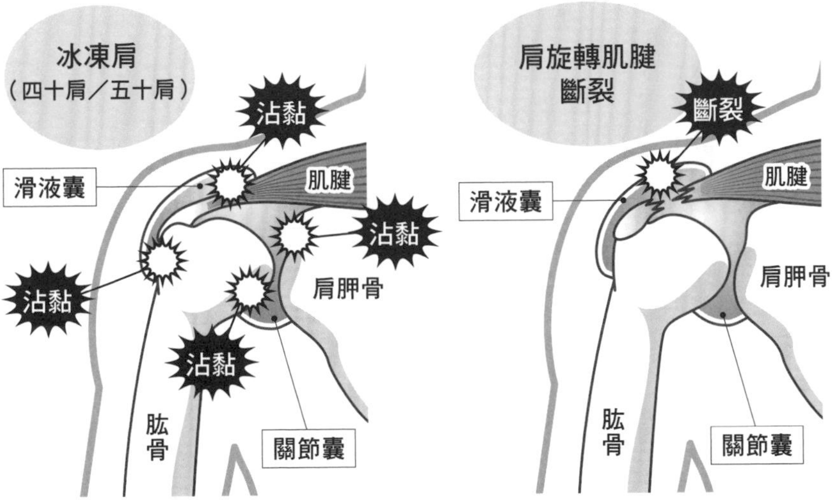

兩者差異在於肩旋轉肌腱斷裂的症狀多為「肩膀疼痛但手臂舉得起來」，而冰凍肩則為「肩膀疼痛、手臂完全舉不起來」。

頸椎過直會增加肩頸的負擔

當姿勢不良、彎腰駝背時，背後的肩胛骨就會往左右兩邊拉開，導致本應平坦的背部變成了弧面。當姿勢改變、兩邊的肩膀需要向前伸時，便形成了所謂的圓肩。

在這種狀態下，手臂還舉得起來的人多半會覺得肩胛骨內側（靠近脊椎一側）會有疼痛的感覺。這股痛感很特別，所以很多人都會擔心，不過這其實只是圓肩的初期症狀。

只要往左右拉開肩胛骨的力量消失後，疼痛的感覺也會跟著消失了。此時，會覺得肩胛骨以下的背部比較緊繃，全身的疲勞感大於疼痛感，有許多人甚至還會出現消化不良的感覺。這種程度的狀況並不會造成肩膀疼痛。

但如果不想辦法改善圓肩的情況，出現頸椎過直的機率就會越來越大。我們的頸椎天生就具有些微的弧度，以此來支撐頭部的重量。要是頸椎過直、沒辦法持續支撐頭部重量的話，便會增加肩頸處的肌肉負擔。

圓肩的形成

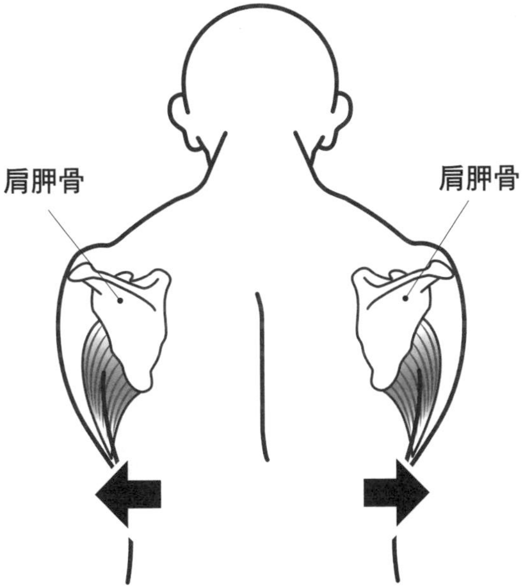

圓肩是指胸部肌肉收縮、肩胛骨向外打開的狀態。

肩膀愈往前縮，手臂就愈難抬高

圓肩的情況變嚴重，肩膀愈來愈往前縮的話，就會喚醒上半身的胸大肌。胸大肌是胸部兩側寬闊有力的肌肉，從胸部中心連接到上臂的肱骨。胸大肌的功能本來就是把手臂往前拉，所以當圓肩的情況讓肩膀及手臂往前移動時，多少也會使這兩塊肌肉出力。哪怕胸大肌只是稍微出力，就會產生把手臂往胸部中心拉扯的力量，使背後的肩胛骨更往左右兩邊打開，手臂則被拉向胸部中間。原本連成一條直線的肩胛骨與肱骨，卻因此變成了「く」字形。

此時，受到影響的部位就是棘上肌（請參考P42～43）。

肩胛骨及肱骨形成的「く」字形會拉開棘上肌，由於肌肉具有牽張反射的性質，只要受到牽拉便會誘發肌肉產生收縮的反應，所以棘上肌為了恢復原有的長度，便一直處在出力的狀態。最後，負責抬起手臂的肌肉就會因為過度疲勞而產生發炎反應，導致肩膀疼痛抬不起手臂。

而當肌肉在發炎時，手臂連接胸部的部分也會漸漸出現痠痛感。

圓肩的動作

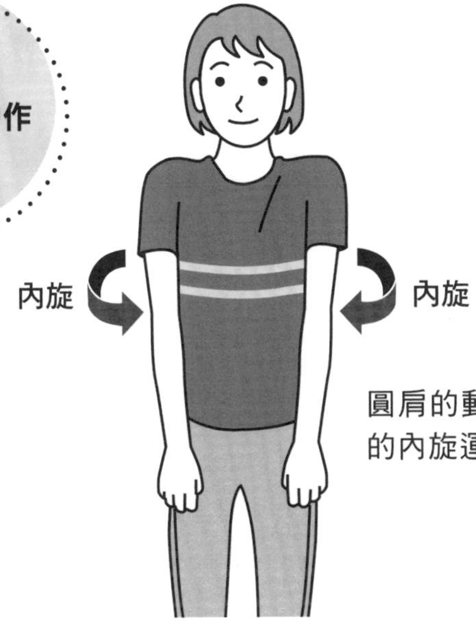

圓肩的動作是肩膀
的內旋運動。

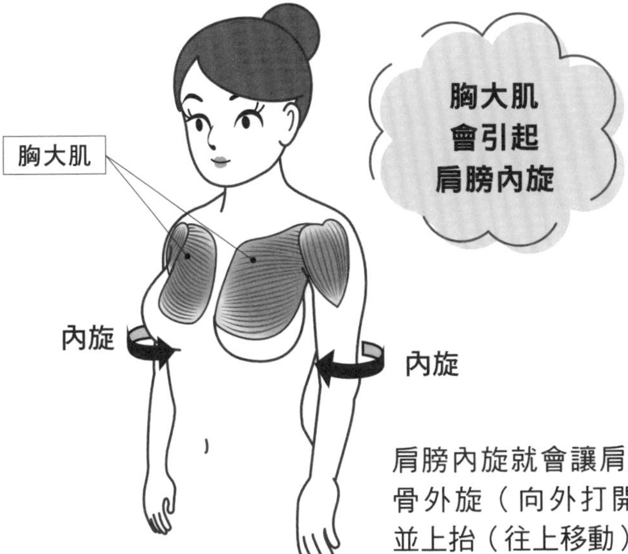

肩膀內旋就會讓肩胛
骨外旋（向外打開）
並上抬（往上移動）。

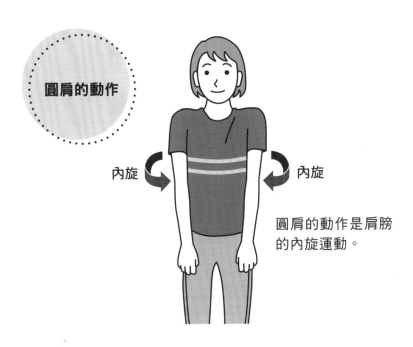

頭往前移動，背就難以挺直

一旦圓肩的情況惡化，整個上半身都會往前彎，頭部也會跟著往前移。5公斤重的頭部本來位於脊椎的正上方，由脊椎撐著，肩頸處的肌肉只需要維持這個狀態即可。可是，一旦頭部往前移，脊椎就會跟著往前彎，沒辦法像之前那樣撐住頭部。這時就必須由肩頸處的肌肉來承擔這份工作了，才不至於讓5公斤的頭顱往下掉。

此時，主要用到的就是肩膀處的斜方肌。只要我們把頭往前伸，斜方肌就必須承擔起頭部的重量。有的人之所以會感到肩頸痠痛，就是因為身體為了不讓頭往下掉，一直靠著斜方肌用力拉住頭部的緣故。

頭部越往前移，會讓頸部肌肉變得越來越僵硬，當整個頸部肌肉都緊繃時，就會導致原本不相關的部位開始出現疼痛。

許多不打網球、棒球的人卻有手肘疼痛的問題，被醫生診斷為網球肘或投手肘。手肘處的疼痛也是頸部肌肉疲勞所引起的不適症狀之一。肩膀舉不起來時覺得上臂有壓迫感，這也是頸部肌肉過度疲勞的結果。

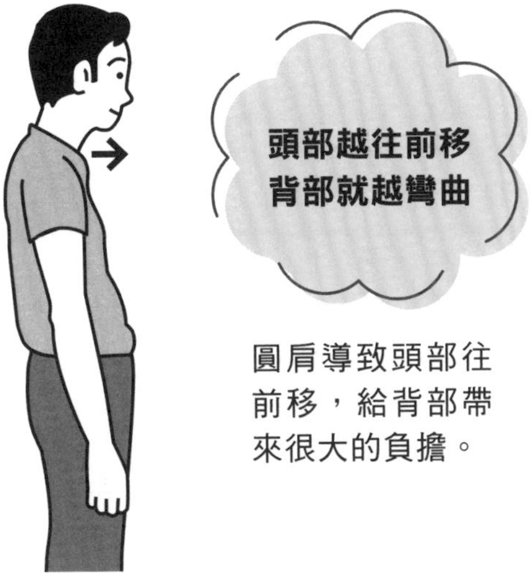
頭部越往前移
背部就越彎曲

圓肩導致頭部往前移，給背部帶來很大的負擔。

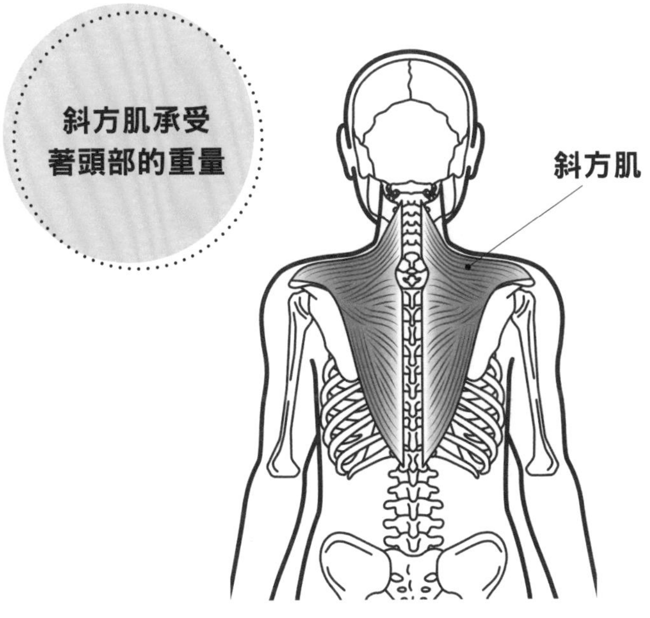
斜方肌承受
著頭部的重量
斜方肌

肩胛骨上抬也可能導致手麻

肩膀一旦出現圓肩的情況，就會產生自動聳肩的力量。

「手臂舉不起來」是最常見的問題，原因除了肩膀疼痛以外，還可能就是因為往上聳肩。除此之外，年紀增加造成肩膀的活動度變差也是因為如此。請各位試試看一邊聳肩一邊把手臂往上舉高，我想各位應該都只能往上舉起45度左右而已吧。一旦長期維持聳肩的動作，身體當然就會漸漸習慣，骨骼也會因此產生變化，形成固定的聳肩狀態。導致我們就必須用更多的力氣才能把手臂往上舉高，就算只是做一些平凡無奇的日常動作，也會讓肩膀變得更加疲累。而且，聳肩造成的最大的問題就在於肩胛骨上抬。一旦肩胛骨上抬，棘上肌活動的空間就會變窄，讓肌肉發炎的情況更加嚴重。

圓肩使棘上肌變成「く」字形，聳肩則會讓棘上肌的活動空間變窄，受到壓迫。這兩個狀態可以說是造成肩膀疼痛、手臂抬不起來的最大原因。當肩膀累積一定程度的疲勞，手部就可能出現麻木的症狀。

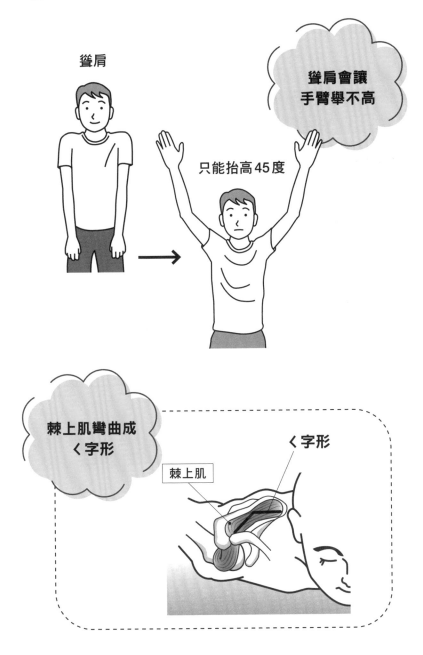

聳肩
聳肩會讓
手臂舉不高
只能抬高45度

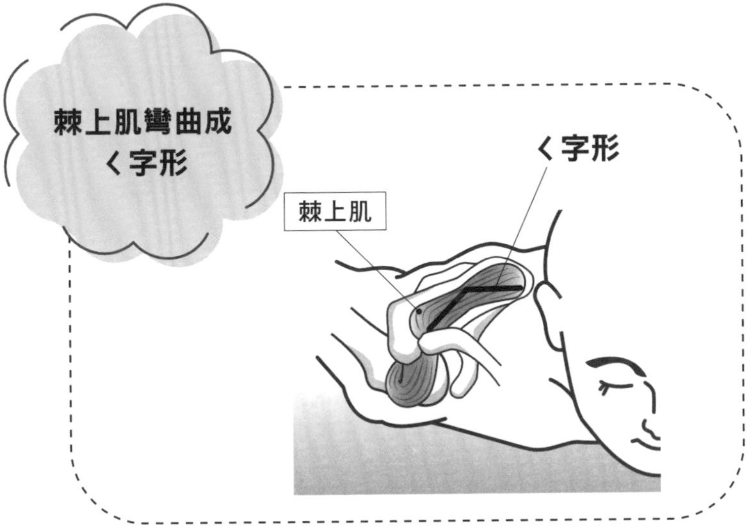
棘上肌彎曲成
く字形
く字形
棘上肌

五十肩自我檢核表

請在符合的項目中打勾

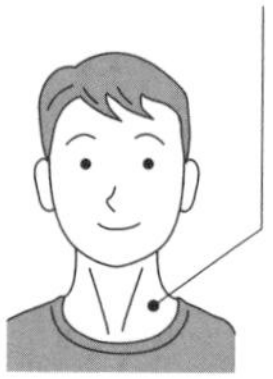

1. □ 姿勢不良，有點駝背
2. □ 走路時習慣聳肩
3. □ 習慣用力抓緊工具
4. □ 體力比以前下降不少
5. □ 看不到胸鎖乳突肌
6. □ 兩頰的線條不明顯
7. □ 脖子變粗。沒有做肌肉訓練，卻覺得脖子的肌肉很發達
8. □ 覺得脖子變短了。襯衫的第一顆鈕扣不能扣上，否則脖子會很不舒服
9. □ 下顎角變得方正
10. □ 前臂（手肘到手腕的部分）容易出現類似腱鞘炎的症狀
11. □ 只要一活動肩關節，就會覺得被拉扯，手臂也好像快斷掉一樣
12. □ 上臂變粗
13. □ 手肘沒辦法完全伸直
14. □ 手臂彎起來放在背後時，覺得肩膀好像被擠壓
15. □ 握力變差

※打勾數為0的人沒有問題。

※打勾1～3個的人是五十肩的初期狀態，出現症狀也只是有異樣感而已。

※打勾4～7個的人隨時都可能出現程度輕微的疼痛症狀。

※打勾8～13個的人是邁向重症的前兆，已經出現肩膀疼痛，且每次疼痛都會愈來愈嚴重。

※打勾14～15個的人已經進入五十肩的重症階段，影響睡眠的可能性非常大，就算肩膀暫時不疼痛也要特別注意。

Part 2

如何改善五十肩

圓肩會讓症狀持續惡化

若是讓圓肩的情況持續下去，就會形成惡性循環。

一旦頭部往前移動，身體就會自然地聳肩。而聳肩的動作又會讓脖子往前傾，使頭部更往前移動。最後導致手臂變得比之前更難抬起。

如此情況一再重複便會形成惡性循環，使症狀變得更嚴重。

而且，脖子往前傾帶動頭往前移動，就代表著整個脊椎都會跟著往前彎，使得身體的姿勢變得愈來愈糟。姿勢不良不僅會造成肩膀疼痛，也會引起腰痛、腳痛等各種身體疼痛與不適。

其實，大多數受肩膀疼痛所苦的人，同時也有膝蓋、腰部疼痛或不適的困擾。這些部位會出現疼痛與不適，是因為肌肉及骨骼的平衡狀態受到了破壞。

下半身的問題會破壞上半身的平衡，而上半身的問題同樣也會破壞下半身的平衡。首先必須停止破壞身體狀態的平衡，才能避免情況的惡化。因此，我希望各位都能學會如何正確地對待自己的身體。

沾黏性肩關節囊炎的原因

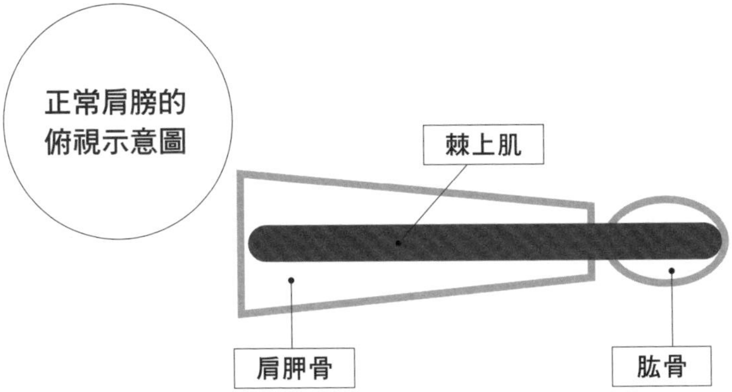

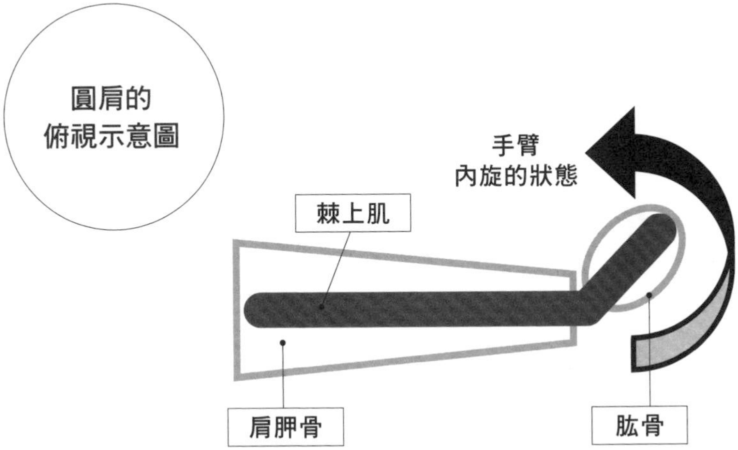

棘上肌變成く字形讓手臂無法正常抬起

年紀大了就容易出現圓肩

就某種意義而言，圓肩的發生或許是早已註定的事。因為不管站著還是行走，掌心一定會朝向身體這一邊。

雖說只要透過前臂的旋前（在手肘彎曲90度的狀態下轉動手腕，使掌心朝下）便可改善這樣的問題，但如果身體的姿勢不對還是會讓肩膀出現內旋（往內側旋轉）的情況，而導致圓肩。

人大概在25歲左右會迎來肌力的巔峰期，在那之後就會隨著年紀的增加而逐漸下降。肌力變差代表身體愈難對抗重力，難以保持挺拔的站姿。如此一來，我們的姿勢就會不正確，使得肩膀容易發生圓肩的情況。

身體的錯誤姿勢，導致圓肩的形成，好像就是人類不可避免的命運。但我們要是這麼簡單就認命的話，身體就更容易出現大大小小的毛病跟疼痛。

所以，我們一定要學會如何正確地活動身體，及早預防圓肩的情況發生，才能謝絕一切能避免的疼痛與不舒服，替自己打造健康人生。

肩膀活動度變小的原因

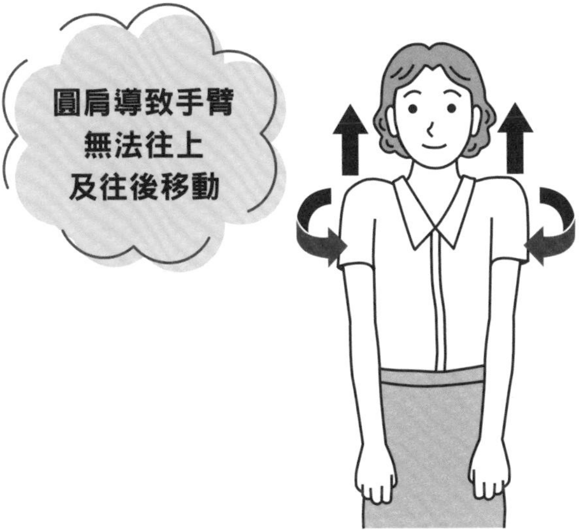

圓肩導致手臂內旋以及肩膀內扣時，自然會出現聳肩的動作。

俯視示意圖，左邊為圓肩，右邊為正常的肩膀

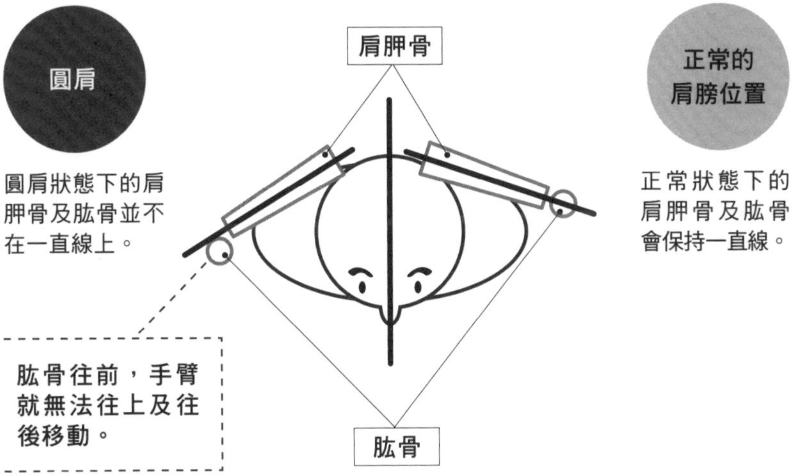

圓肩狀態下的肩胛骨及肱骨並不在一直線上。

正常狀態下的肩胛骨及肱骨會保持一直線。

肱骨往前，手臂就無法往上及往後移動。

要有意識地把肩膀往下沉

當我們從小孩變成了大人以後，在日常生活中總是會不自覺地做出聳肩的動作。

先來確認我們都在什麼情況下會出現聳肩的動作。

- ●與人交談過程中表現出關心的樣子時
- ●吃到好吃的食物，覺得感動時
- ●想把某件事情做好時
- ●想快點把某件事情做完時
- ●耍帥時
- ●裝可愛時

如同以上的例子，我們在許多情況下都會不自覺地把肩膀往上抬。

正常來說，當肩膀處在上抬的狀態下就沒辦法把手臂完全舉高，但因為身體還年輕，所以對於日常動作也不會造成任何不便。但是，會因此讓肩膀在不知不覺間累積許多疲勞，可能哪一天真的導致發炎也是理所當然的事。

簡單來說，若要消除肩膀的負擔，最重要的就是要「讓肩膀下沉」。只要努力地實踐這個動作，哪怕再少都有助於消除肩膀疼痛。

沉肩的方式

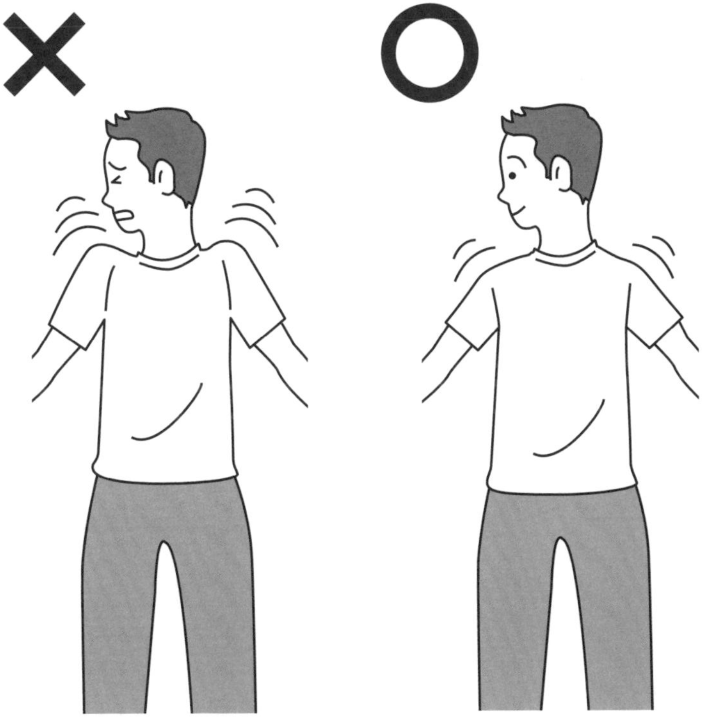

只要想著要把肩胛骨往下壓，就能夠順利地沉肩。

肩膀若要往下沉，下巴就得往後收

一旦出現聳肩的動作，下巴就會跟著抬高，頭也會往前移動。因此，只要聳肩的動作沒有消失，不論我們再怎麼努力控制，頭部多少還是會往前伸。

相反地，只要身體的姿勢不對，下巴往上抬高，頭往前伸的話，自然也會產生一股把肩膀往上抬的力量。也就是說，想讓肩膀下沉就必須收下巴，要下巴往後收就必須把肩膀往下沉。這兩件事情互相影響，缺一不可。

然而，收下巴的動作其實並沒想像中的簡單。什麼都沒有多想，純粹把下巴往後拉的話，反而會造成反效果。

因此，若想正確地做出收下巴的動作，就必須試著把脖子往後拉，想像自己被一股力量往正後方拉扯。這麼一來，就會使用到脖子後面的肌肉，頸椎也會跟著豎直。只要頸椎豎直，重達5公斤的頭部就會回到頸椎上方的位置，肩頸周圍的肌肉也就不必出力支撐頭部。

讓身體放鬆下來，不僅能正確地把下巴往後收，也能讓肩膀真正地往下沉。

收下巴的方式

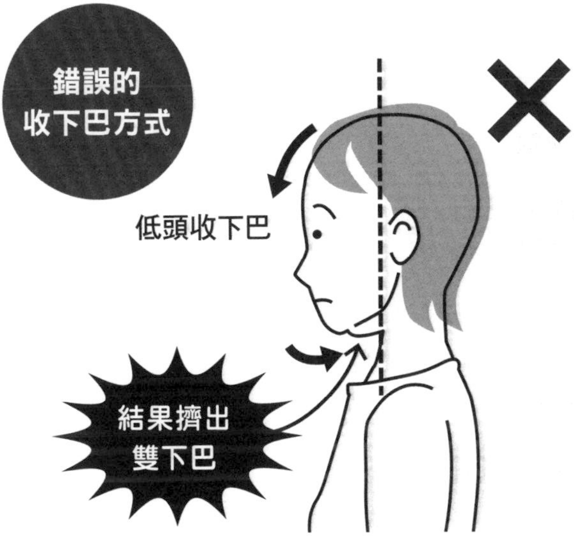
錯誤的
收下巴方式
低頭收下巴
結果擠出
雙下巴

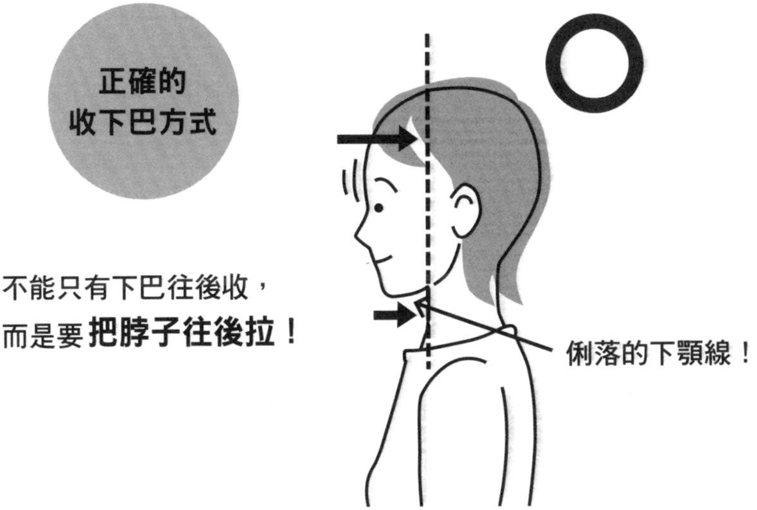
正確的
收下巴方式
不能只有下巴往後收，
而是要**把脖子往後拉！**
俐落的下顎線！

把肩胛骨往下壓，再把胸部往前挺

當我們聽到「把胸部挺起來」時，總是容易理解成「把胸口打開來」。

這裡要特別注意一件事，就是在我們試著打開胸口時，都會習慣把兩邊肩胛骨往中間靠攏。把肩胛骨往中間靠攏確實可以打開胸口，但不論我們再怎麼努力避免聳肩，肯定還是會產生讓肩膀上抬的力量。甚至是我們的頭也會連帶著往前伸。最後雖然打開了胸口，卻也造成肩膀的疼痛。

所以，當我們在做挺胸的動作時，一定要讓肩胛骨保持在原來的位置，或是先把肩胛骨往下壓。如此一來，胸部就會因為上半身後仰的動作而往前挺。前面說過只要正確地收下巴，就會使用到脖子後面的肌肉，而下壓肩胛骨的動作，同樣也能讓頸部下方支撐脊椎的肌肉確實發揮作用。

透過這樣的調整，我們就能從腰部挺直脊椎，給予脊椎強大的支撐力量。當身體的核心確實地出力，肩膀自然就會放鬆。

之後，我們就會使用到背上最大塊的肌肉——闊背肌。接下來請各位繼續學習如何正確地使用背部的肌肉吧！

肩胛骨與闊背肌

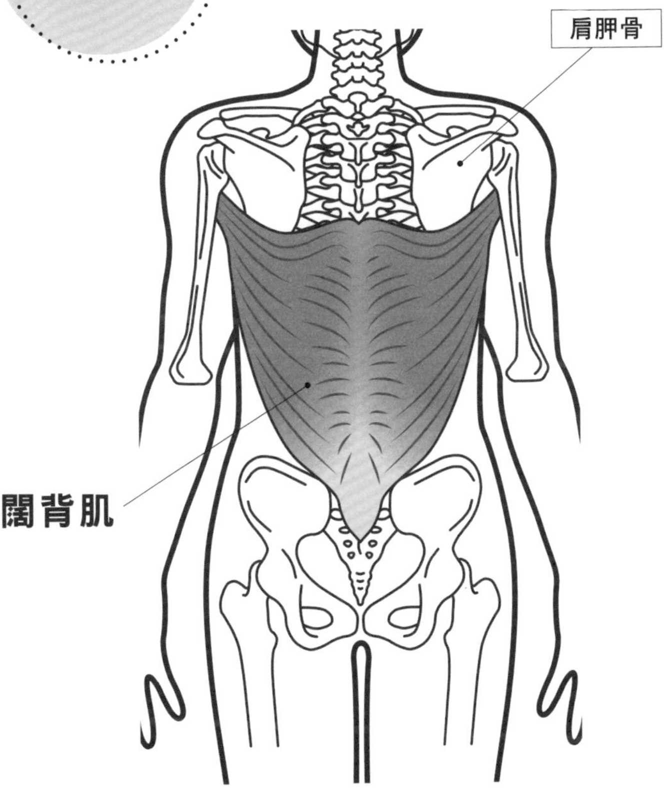

將肩胛骨往下壓讓闊背肌出力，胸部自然就會往前挺。

只要正確使用背肌，姿勢自然會漂亮

由於現代大多數人沒有把背部挺直，所以使用到背肌的機會非常少。

根據肌肉的分工，腹肌負責把脊椎往前彎，背肌則負責把脊椎往後彎。人體具備一項叫做反向性神經支配的功能，也就是動作相互抑制的肌肉組無法同時動作。就像當我們做出彎腰動作時，身體一定會使用到腹肌；如此一來，負責相反動作的背肌就無法動作。這和我們的意志無關。

在日常生活中，身體要保持各條肌肉的平衡，所以不會真的有哪一塊肌肉完全不會用到。只是，真正使用到背肌的情況確實少之又少。

脊椎本來就具備生理曲線（請參考P85），腰的部分是前凸，胸的部分是後凸，到了脖子的部分又會變回前凸曲線。我希望各位在活動上半身的時候，都能先在腦海中想像這個生理曲線，藉此讓身體自然地使用到背部的肌肉。如果想要更得心應手地使用背肌，還可以再加上肩胛骨下壓以及收下巴的動作。

背部的肌肉

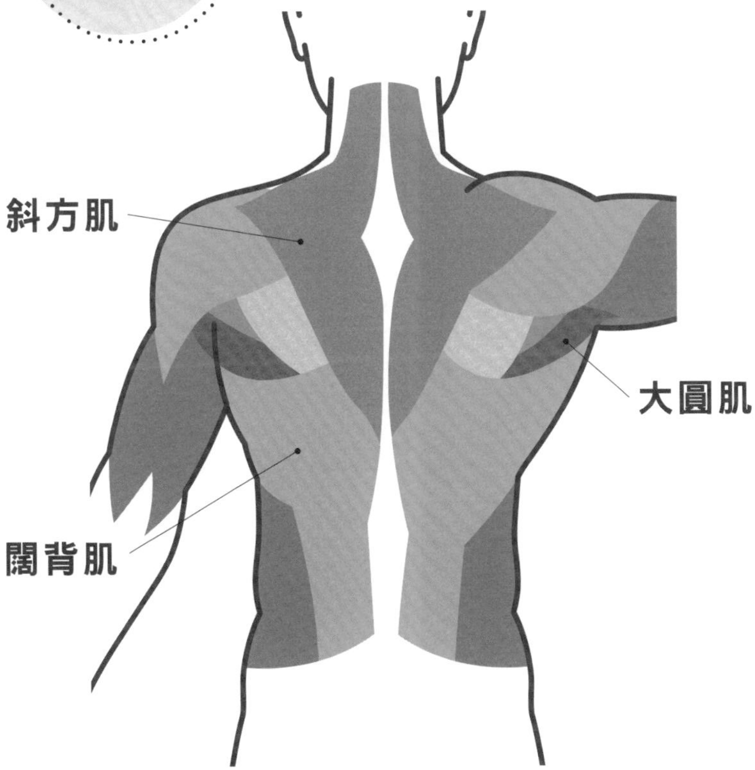

彎腰駝背時就不容易使用到背肌

目標為讓肩膀回到解剖學上的正確位置

對於人類來說，怎樣才是最理想的姿勢？最終的答案應該是「解剖學姿勢」。

解剖學姿勢是解剖學描述人體構造的基本姿勢，健康與體育課本中出現的人體骨骼結構圖或肌肉結構圖，幾乎都是使用解剖學姿勢。解剖學姿勢為身體直立，雙腳打開與肩同寬，雙手自然下垂，手掌打開且掌心向前。

圖中的人體骨骼都會在解剖學上的正確位置，肌肉的分布也是根據骨骼的位置來繪製。解剖學姿勢包含改善五十肩的所有要素，是人體最理想的站姿。

這個姿勢值得注意的一點，就是掌心向前且雙臂垂放在身體兩側的動作。肩膀的關節在這個狀態下就會剛好完全地朝外。

在左頁的插圖中，手臂跟身體之間即使有一小段距離，但肩膀依然保持下沉，兩邊的肩關節也維持在一直線上，身體在這樣的狀態下就能做出理想的動作，不會對肌肉造成負擔。

因此，我們需要做的就是改善圓肩，並讓兩邊肩膀的關節保持在同一直線上。

骨骼構造圖（解剖學姿勢）

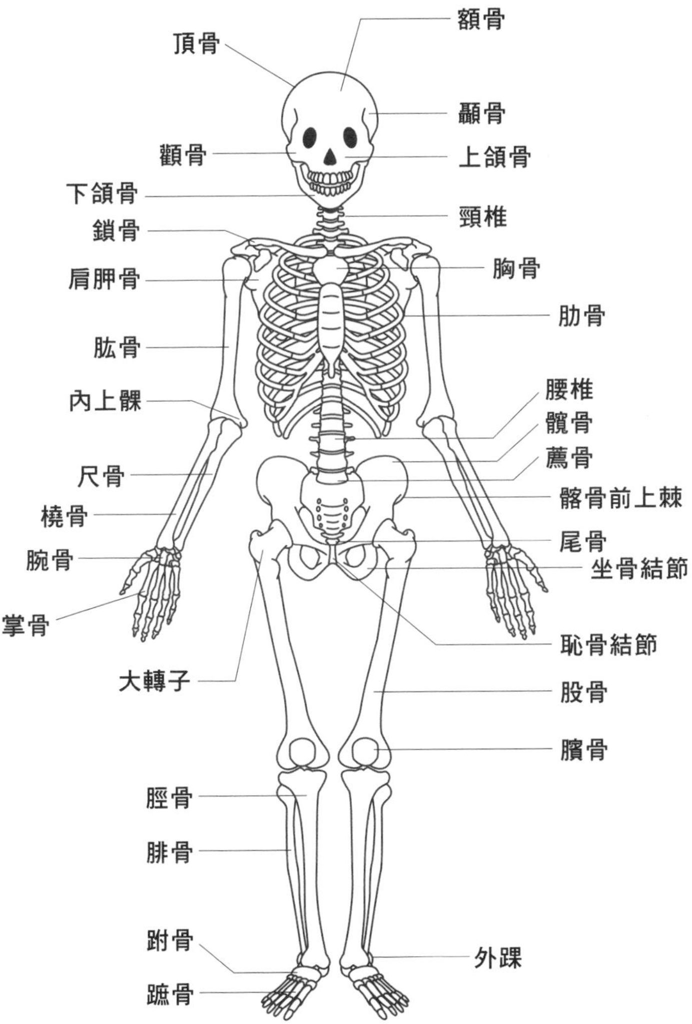

當左右兩邊的肩關節保持在一條直線上時，
就能做出理想的動作，不造成肌肉的負擔。

讓肩膀與耳朵保持一直線，就能預防圓肩

請各位看著前方5～10m遠的地面，眼睛不要亂動，確認兩邊的肩頭是否進入視線範圍內，這是用來判斷有無圓肩的方式之一。如前述所說圓肩可能會造成沾黏性肩關節囊炎，因此應極力預防。

不過，一旦我們一直惦記此事，就會不自覺地把肩胛骨往中間靠攏並打開胸口，希望透過這個動作把肩膀打開。然而前面也說過，把肩胛骨往中間靠的時候，同樣會出現聳肩的動作，還會讓頭往前移動。

因此，我們該做的是把肩胛骨往下壓，使用腋下至背部的闊背肌，把手臂往下伸直。過度使用胸大肌是造成圓肩的一大原因，然而闊背肌的功能與胸大肌完全相反，因此只要藉由人體的交互抑制功能，正確地使用闊背肌，就能防止胸大肌的過度使用。

如此一來，抬頭挺胸的姿勢就會好看，肩膀也會往後與耳朵保持一直線。在習慣正確使用闊背肌之前，轉動手臂使掌心向前也能改善手臂骨頭與肩胛骨的位置，對於改善、預防五十肩有相當大的幫助。

Part 3

改善五十肩的肩關節放鬆操

確認自己的肩膀狀態

肩膀疼痛得抬不起手臂的人來找我治療時，都會嘗試抬高手臂，讓我看看可以抬到哪種程度。但其實他們抬起來的高度都比自己以為的還要低。若我們根本不了解自己的肩膀狀態，想改善卻強迫肩膀做出不適當的動作，最後可能會造成反效果。所以在採取改善行動之前，一定要先確實了解肩膀的狀態。

在此教各位一個利用鏡子確認肩膀狀態的方法。

①站在鏡子前面，掌心向前，雙手往左右兩邊抬高（※手臂往前抬高會過度使用狀況不好的肌肉，讓確認的效果大打折扣）。

②抬高手臂時，肩膀不可以比原本的位置高。另外，身體也不可以往左右邊傾斜。

③保持這個狀態，看看手臂可以抬高幾度。

請每天進行接下來介紹的改善方法，建議早、中、晚各做一遍。

肩膀狀態確認方式

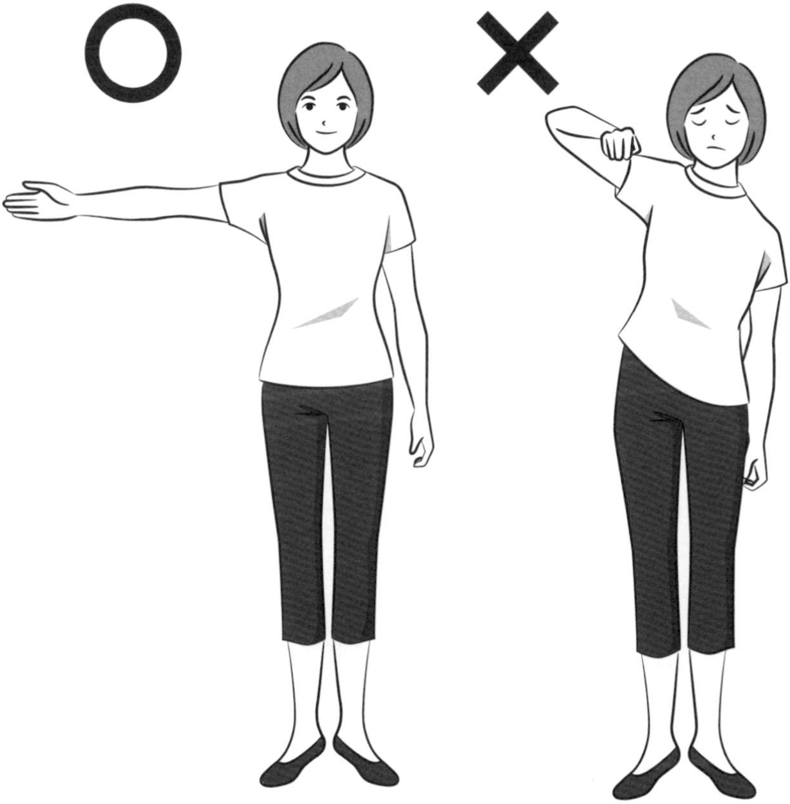

來找我治療肩膀的人幾乎都是先將身體往旁邊傾斜，才抬起他們的手臂。也就是說，根本沒有活動到肩膀關節，只有手臂的位置抬高而已，是不正確的姿勢。請各位也來確認自己手臂的抬高方式。

手臂只能抬高30度左右的話，就將身體放輕鬆交給重力

不管再怎麼努力，手臂還是抬不起來，這時請放棄只用自己的力量活動肩膀。

俯臥枕肩

把一切交給重力，慢慢地拉伸肩膀，打開胸口。

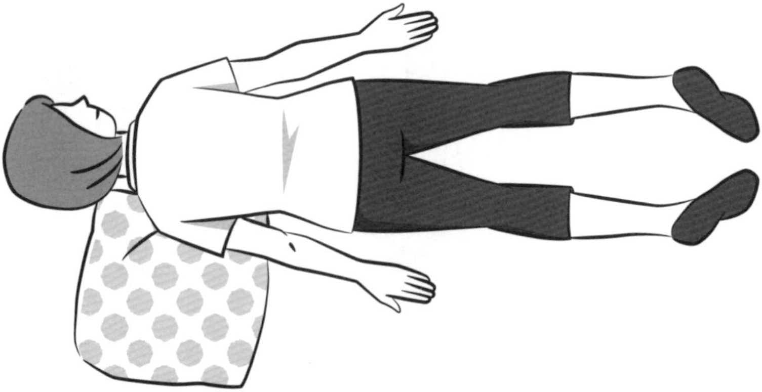

1 請趴在床上或地上，用枕頭墊著其中一邊的肩膀，並將頭轉向墊肩的另一邊。若這樣會讓肩膀更痛的話，也可以讓臉朝下就好。

2

維持10～30秒，直到疼痛感消失。
剛開始可能會覺得有些刺痛，但大約30秒後就會消失。

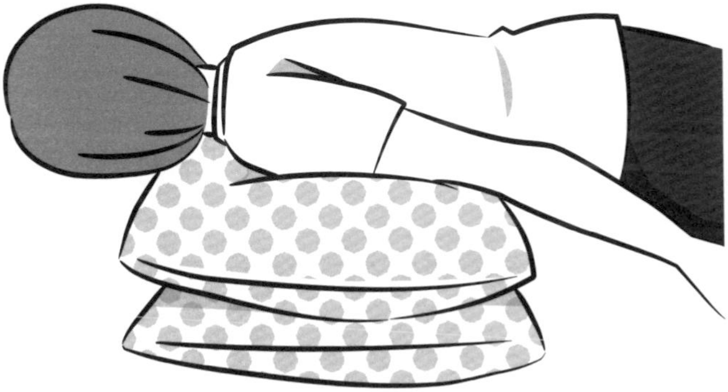

3

實施的過程都不再感到疼痛以後，就可以改用2顆枕頭墊高肩膀。經過10秒左右不痛的話，就代表枕頭的高度剛好。

靠牆拉肩

也可以用牆角或柱子代替枕頭，
以站立的姿勢拉伸肩膀。

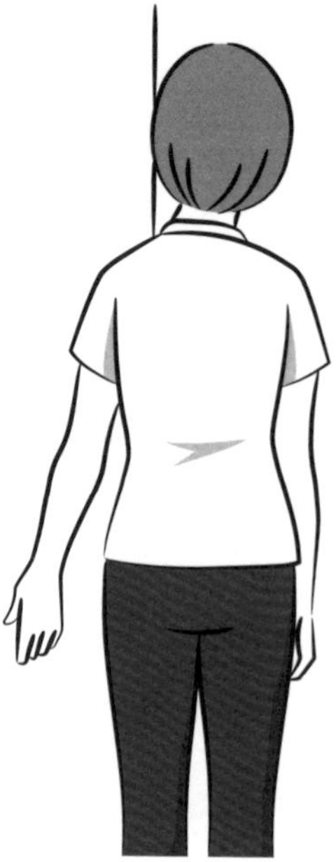

1

肩膀靠著牆角，
身體往前倒，讓
牆壁支撐身體。

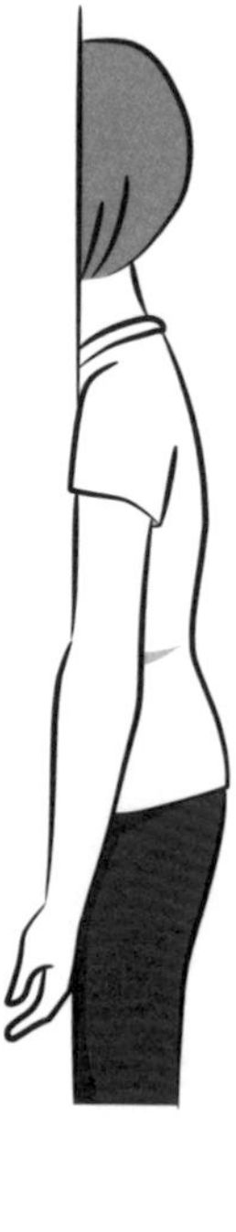

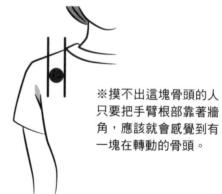

2

用手指壓住肩膀前面的●部位（※請參考下方插圖），有塊骨頭一按著就會轉動，請將這塊骨頭的外側及內側各靠著牆角10～30秒。

※外側靠著牆角時，覺得手掌跟手臂慢慢變熱或開始有點麻麻的，都是很正常的反應；內側靠著牆角時，通常都不會有什麼感覺。

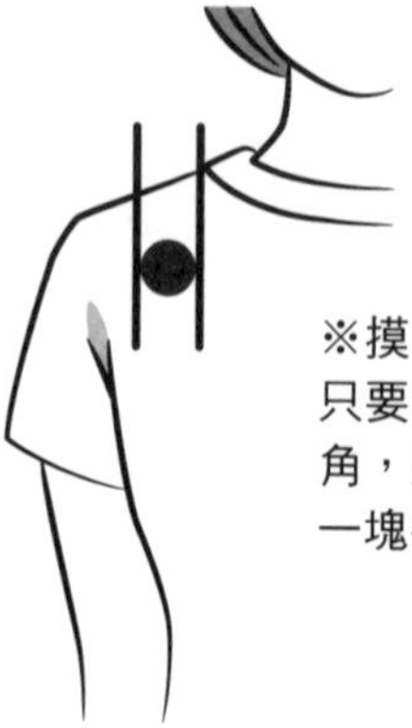

※摸不出這塊骨頭的人只要把手臂根部靠著牆角，應該就會感覺到有一塊在轉動的骨頭。

手握寶特瓶

利用寶特瓶的重量把手臂往下拉。

雙手各握著一個寶特瓶。掌心朝前，手臂向下伸直10～30秒。感覺手臂發麻的時候，請立刻停止動作。
※手臂自然地往下垂，盡量不出力。

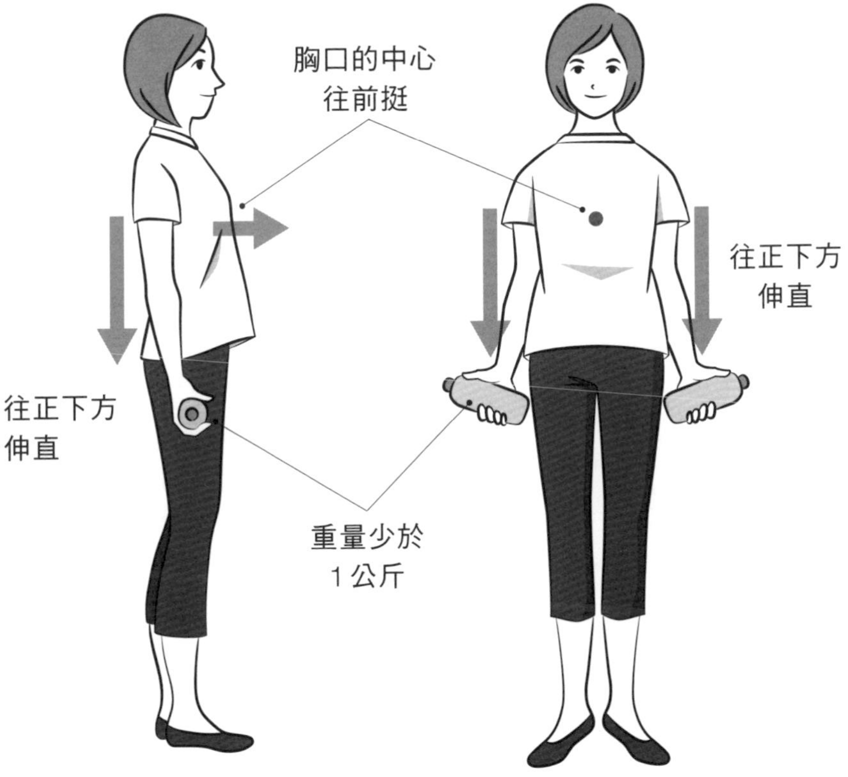

手臂只能抬高30～45度的話，就將肩膀下沉並伸直手臂

現在還不能勉強舉高手臂，一邊調養身體一邊練習把肩膀往下沉吧！

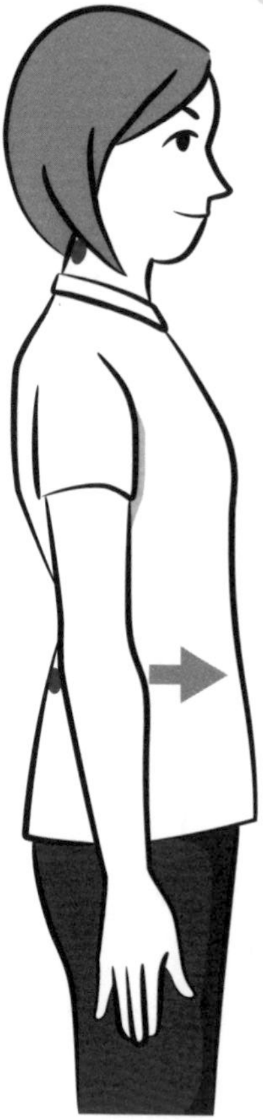

收下巴運動

過程中必須保持正確的站姿，對於只能把手臂抬起45度左右的人來說，這種程度的拉伸運動已經非常足夠了。

把腰部往前挺。

1

用正確的姿勢站好，收下巴約20秒。
撐不住的人可以一次做2秒即可。

※做收下巴的動作時，肩膀會往下沉，也會使用到⬭（參考下方插圖）的肌肉，增加肩胛骨下壓的力量。
※肩胛骨下壓的動作本來就很小，所以幾乎感覺不到肩胛骨在移動。

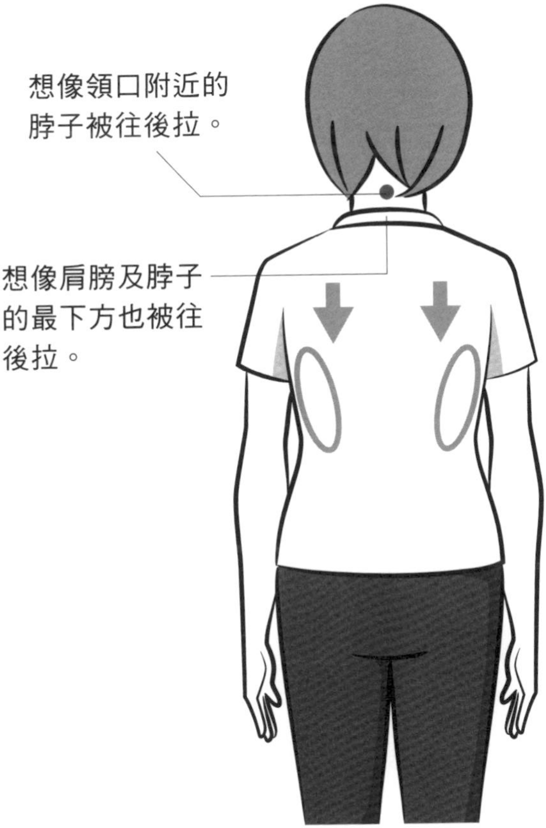
想像領口附近的
脖子被往後拉。
想像肩膀及脖子
的最下方也被往
後拉。

肩、臂下沉運動

用正確的姿勢站立，收起下巴。有意識地把手掌或手臂往下拉，保持10～30秒。

1 肩膀總是會不自覺地出力往上抬，現在就來練習用手臂帶動肩膀下沉。

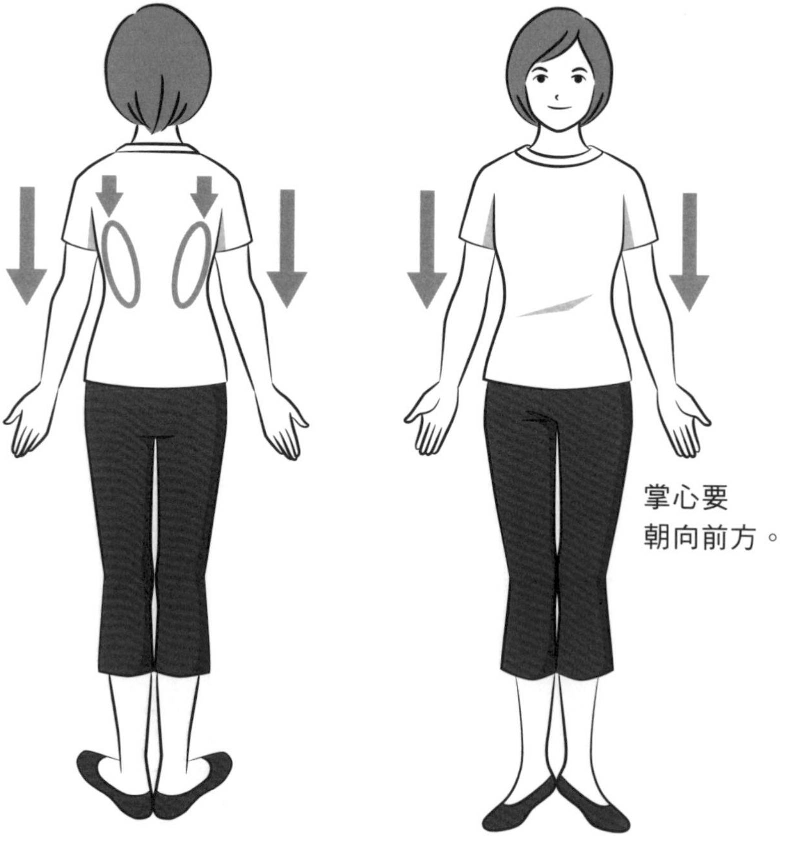

增加下壓的力量，雖然肩胛骨幾乎沒有往下移動的跡象，但因為是我們平常最少做的動作，所以要多加練習。

坐姿轉臂

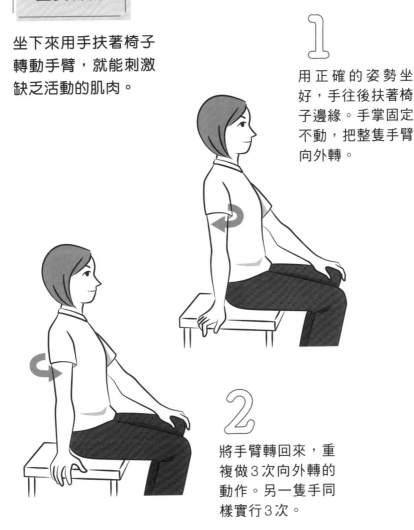

坐下來用手扶著椅子轉動手臂，就能刺激缺乏活動的肌肉。

1

用正確的姿勢坐好，手往後扶著椅子邊緣。手掌固定不動，把整隻手臂向外轉。

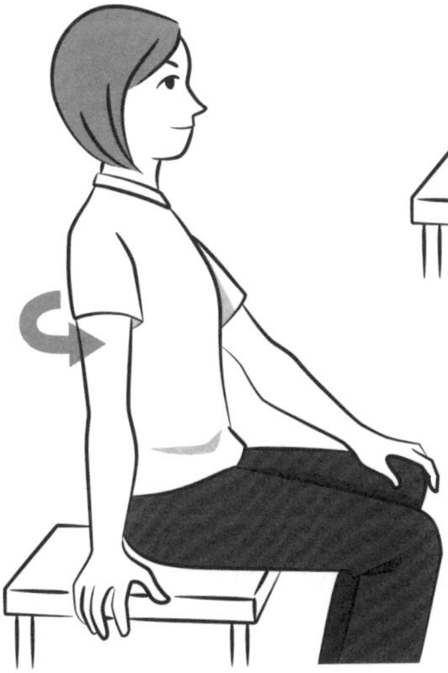

2

將手臂轉回來，重複做3次向外轉的動作。另一隻手同樣實行3次。

這組動作可以有效刺激缺乏活動的肌肉，並刺激分布於肌肉的神經，促進神經傳導。

手臂可以抬高45～60度的話，就放鬆肩膀並挺直背部

可以抬高到這個程度的話，就代表已經不再聳肩了。差不多可以來動一動肩膀，調整肩膀的狀態。

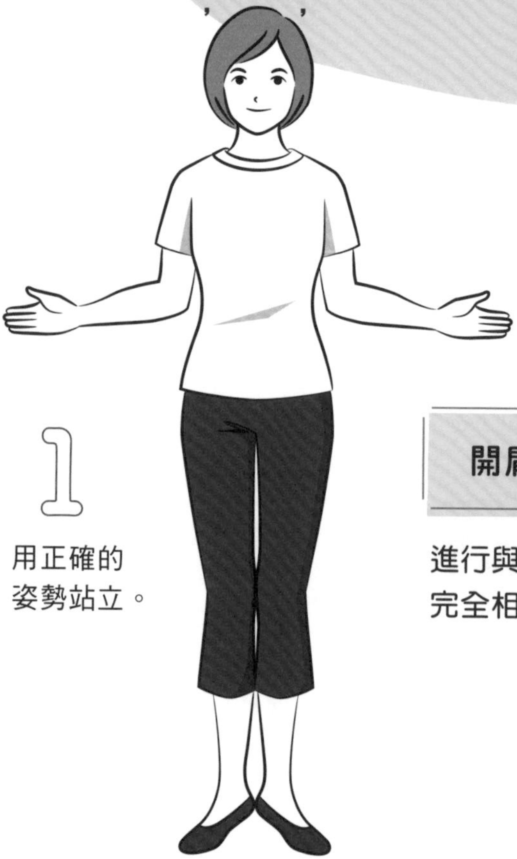

1

用正確的
姿勢站立。

開肩運動

進行與圓肩
完全相反的動作。

2

手肘的位置固定不動，雙臂彎曲90度並保持向外開的動作約10秒。此時要盡量夾緊腋下。

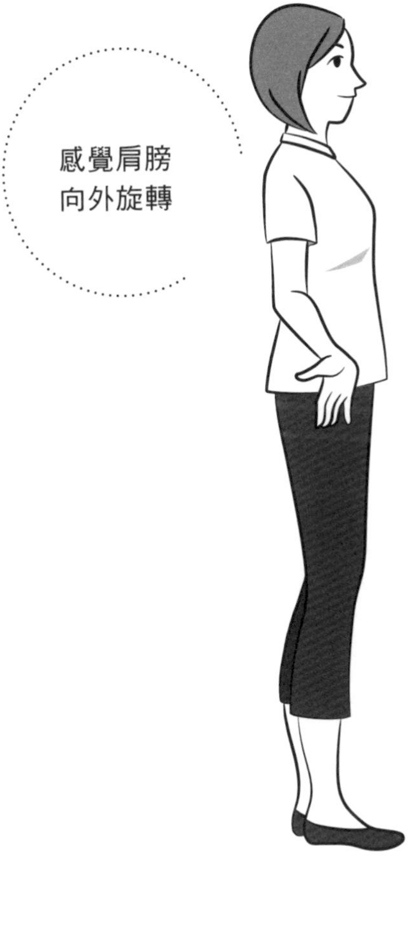

※肩膀疼痛的人可以扶著牆壁或柱子，這樣動作會做得更確實。做完就換另一邊。

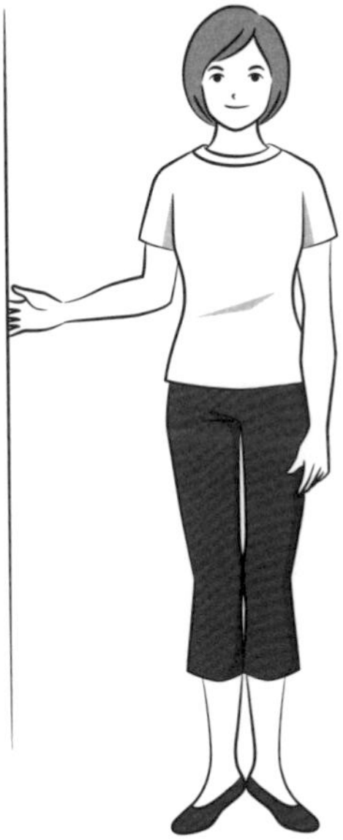

肩關節放鬆操

手臂往下伸直，把手掌向外轉到不能轉動為止，保持10秒。

1 用正確的姿勢站立。

2 輕鬆完成開肩運動的人很適合做這組動作。

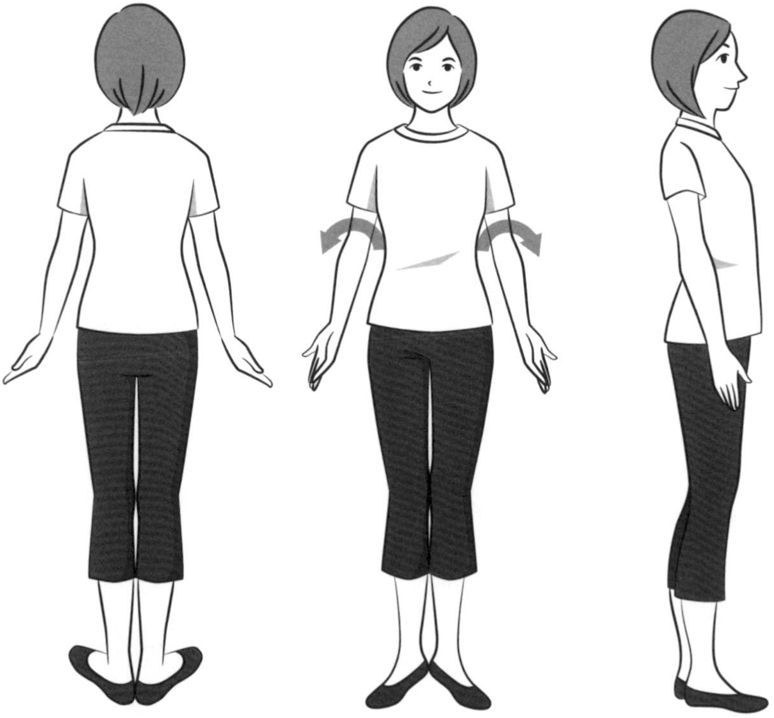

※刻意把肩胛骨往中間靠的話，頭就會往前伸，呈現出錯誤的姿勢。

※肩胛骨會自然地往中間靠，我們不必刻意地去做這個動作，只要想像自己的肩胛骨往下壓即可。

此動作能正確且充分地使用背肌。若是覺得背肌緊繃的人，就要調整一下放鬆肩膀的方式。

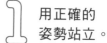

拍手開肩

一邊活動一邊拉伸胸肌，
給肌肉多一點刺激。

1 用正確的姿勢站立，收下巴並挺胸。

2 保持動作1的姿勢，雙手在前方擊掌。實行5～10次，同時感受胸口的拉伸。

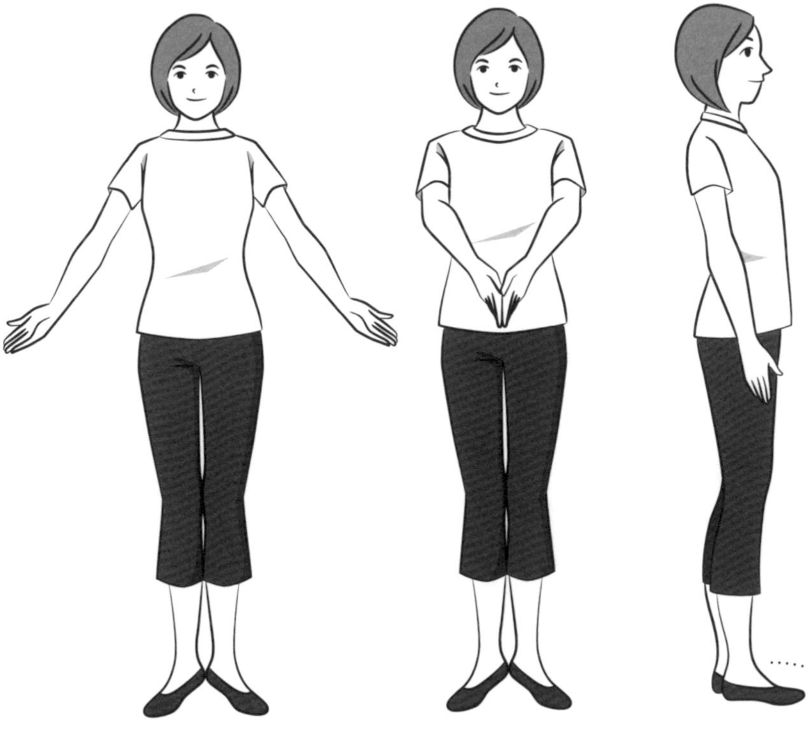

3 雙手保持伸直，向左右兩邊打開，準備下一次拍手的姿勢。

※拍手後別改變姿勢，雙手打開跟左上插圖差不多的幅度，拉伸胸肌並擺出拍手的預備姿勢。

拍手開肩的動作不只可以刺激肌肉，還能刺激神經。

手臂可以抬高60～90度的話，就邊調整角度，同時放鬆肩膀並下壓肩胛骨

為了更進一步改善肩膀的狀態，利用自己的力量以及反作用力，將肩胛骨往下壓。

曲肘開肩

接著要把手臂彎起做開肩的動作。此動作能夠充分伸展靠牆拉肩時，肩膀那塊轉動骨頭外側倚靠牆角的部位。

1

用正確的姿勢站在牆邊。

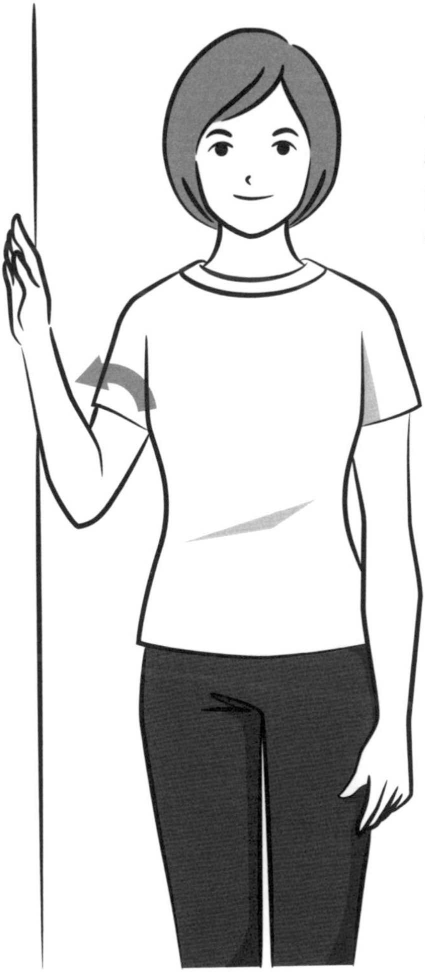

2

手臂彎曲並向外拉開，保持10秒，做完就換另一邊。

有時肩膀或手肘周圍可能會產生麻痺感。
這時可以稍微調整姿勢，用自己覺得舒服的方式去彎曲及轉動手臂。

背肌鍛鍊操

許多人的背部肌肉都處於荒廢狀態。而這組運動就是為了讓背部的肌肉活動起來。

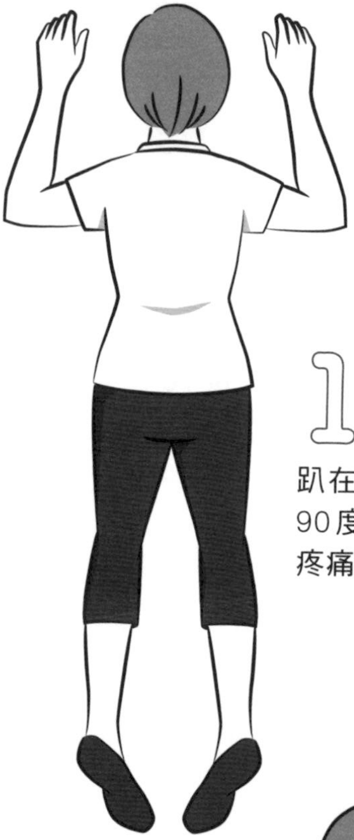

1

趴在地上，手臂抬高並彎曲90度左右（抬高到還不至於疼痛的程度）。

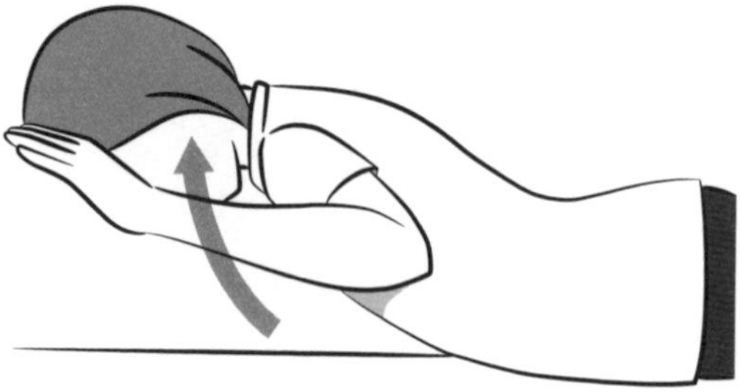

2

抬起上半身，手臂也一起離地，實行5～10次。

※做的時候注意不要抬起下巴。

手臂可以抬高超過90度的話，就保持肩胛骨不動並高舉雙臂

肩胛骨過度活動的結果，就是破壞手臂活動的平衡，造成肩膀疼痛。試試看在肩胛骨保持不動的狀態下舉高手臂吧。

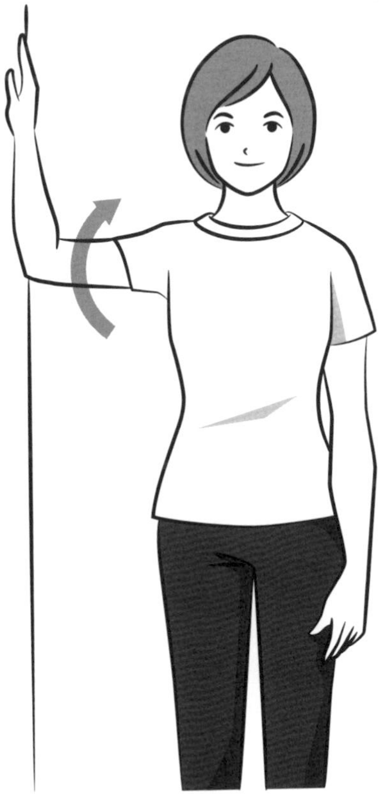

90度開肩

把手臂抬高90度做曲肘開肩的動作。前後轉動肩關節可以讓肩胛骨下壓的力量達到最大。

1

一手扶著牆壁，用正確的姿勢站立。（請接續下頁）

2

把肩痛的那一隻手抬高90度，隨後往前一步，將手臂往後扭，保持10秒。做完換另外一邊。

※此動作能夠伸展胸大肌。但還請注意不要抬下巴，否則效果會變差。

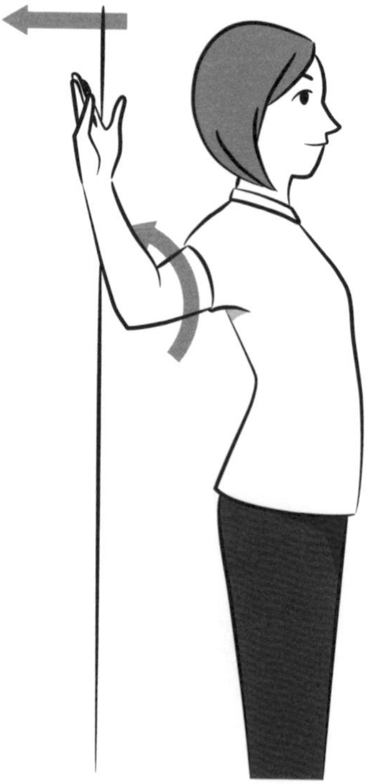

45度伸臂

這個動作最能充分使用背部的肌肉。

不過，有的人可能會發生肌肉抽筋的情況，

請記得循序漸進才是早日改善的關鍵，不必勉強。

1

用正確的姿勢站立。

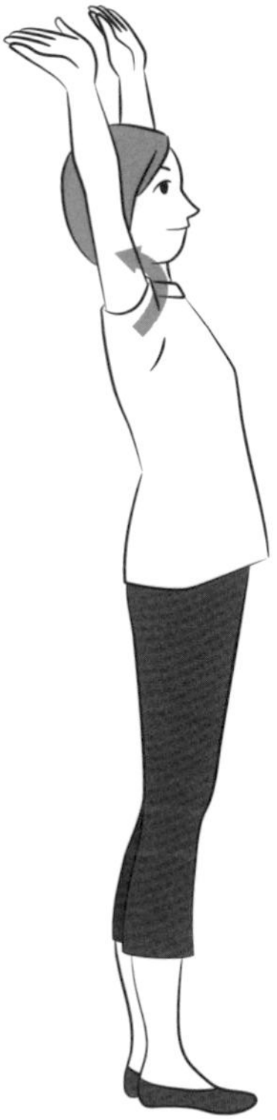

2

手臂往左右兩邊打開，並抬高至斜上45度，保持5秒左右。記得手掌心一定要朝向前方。※不要讓手臂往前伸。

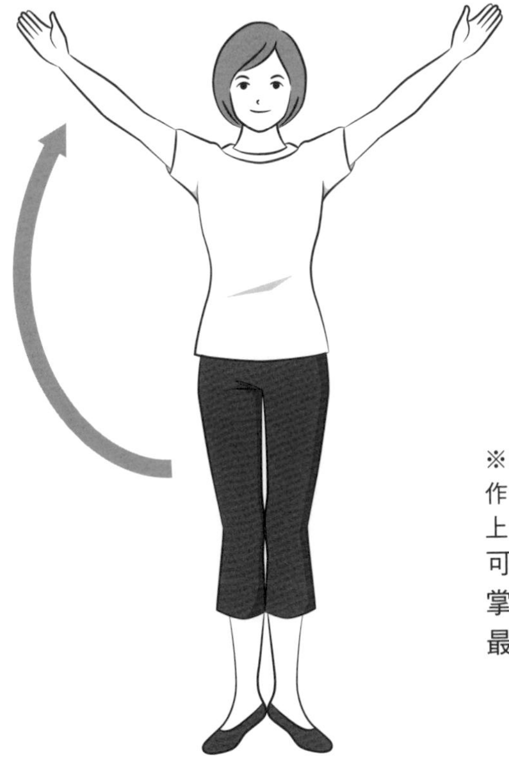

※這是正確使用棘上肌的動作。斜上45度是正確使用棘上肌的出力極限範圍。

可以的話，請轉動手臂使掌心朝上，便可以發揮出最大的效果。

就肩膀關節的狀況而言，肩膀疼痛的人並不適合把手臂舉高斜上45度。請等到肩膀的關節可以確實活動以後再實行這個動作。

肩關節放鬆操的效果

1 背影美女

成為背影美女的關鍵，就在於肩胛骨以及手臂的位置。

肩膀形成圓肩且肩胛骨外展會讓背影變得不好看。此時的手臂也會出現內旋的情況，所以當手臂自然垂下時，位置就不會剛好在身體的兩側，從旁邊就能看到肩胛骨下方連接腋下外側的部分。這個部分必須用手臂擋起來才能讓體態更好看，成為一個背影美女。

只要好好地利用肩關節放鬆操，就可以調整肩胛骨以及手臂的位置。

肩胛骨外翻，
手臂往前移。

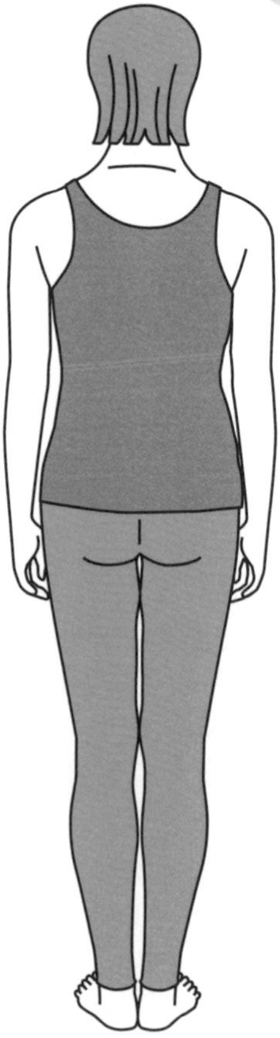

背影美人的關鍵

肩胛骨以及手臂都在正確的位置上。

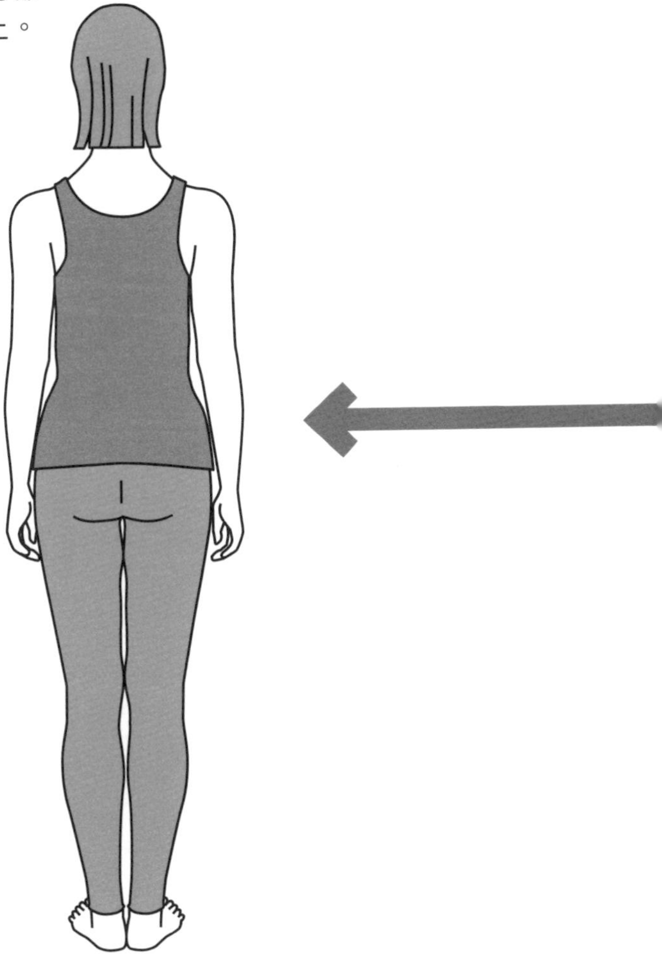

肩關節放鬆操的效果

❷

消除蝴蝶袖

上臂內側出現蝴蝶袖是因為胸大肌受圓肩的影響，產生將手臂往內拉的力量，造成手臂內旋。而手臂內旋會讓肱三頭肌無法正確地附著於肱骨，導致我們無法順利地使用肱三頭肌。當時間一久，上臂內側就會出現鬆鬆垮垮的蝴蝶袖。

只要把手臂向外旋轉，讓肩胛骨往中間靠近，並讓手臂回到正確的位置，內側鬆垮的情況就會有所改善。不過，若是草率地把肩胛骨往中間擠，反而會不小心將頭往前伸，讓肩膀的狀態變得更糟糕，請多加注意。

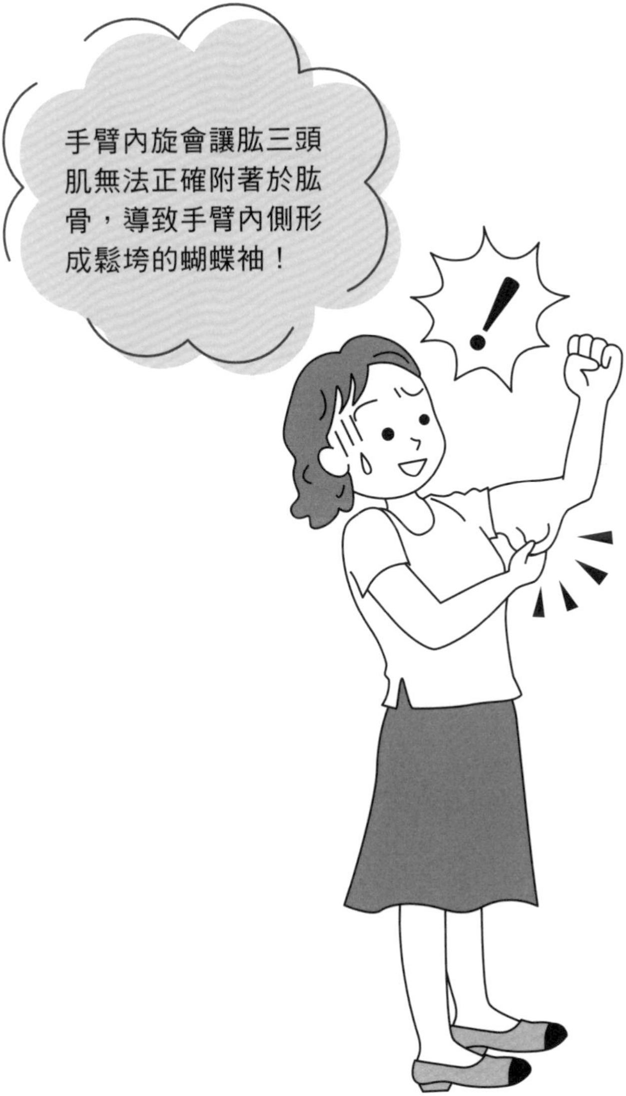
手臂內旋會讓肱三頭
肌無法正確附著於肱
骨，導致手臂內側形
成鬆垮的蝴蝶袖！

肩關節放鬆操的效果

3

改善姿勢

肩關節放鬆操可以讓身體更容易使用對抗重力的背肌。尤其是作用與胸大肌完全相反的闊背肌，只要闊背肌正常發揮作用，我們就能告別彎腰駝背的動作，讓體態變得更好看。

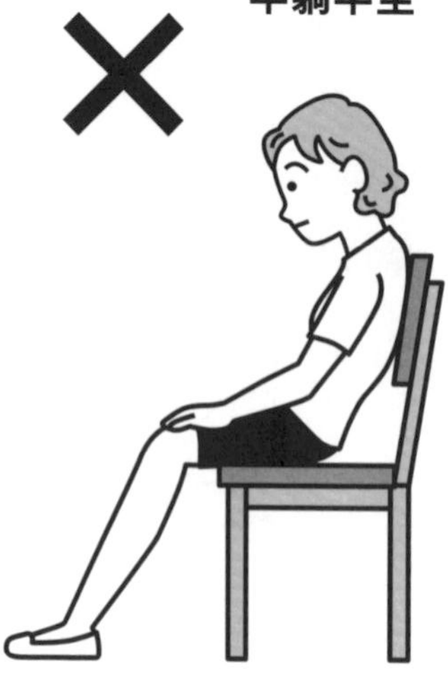

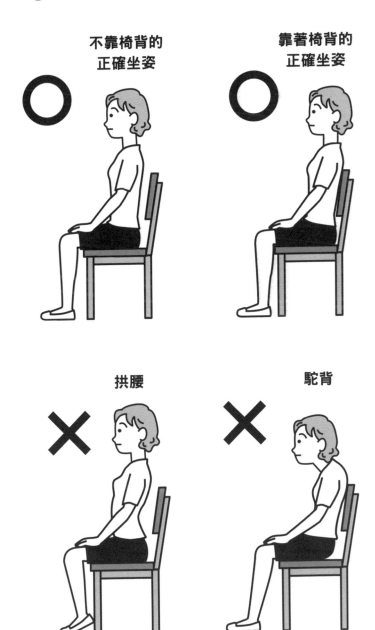

不靠椅背的
正確坐姿

靠著椅背的
正確坐姿

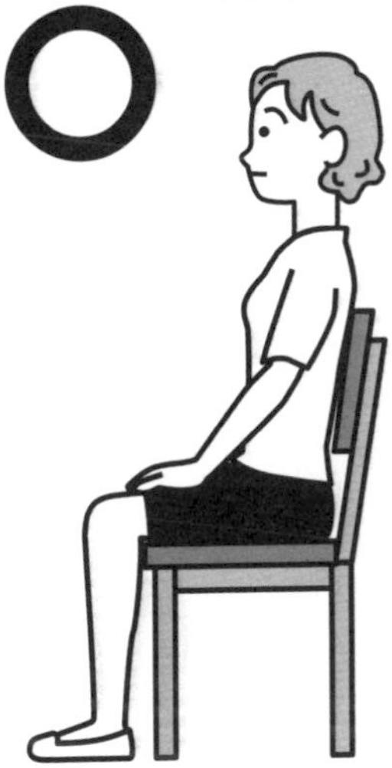

拱腰

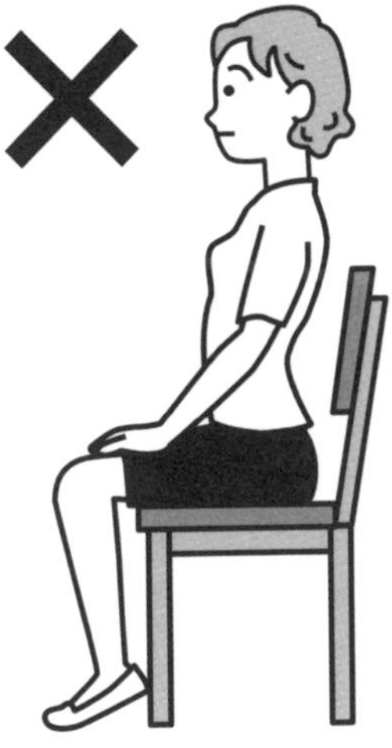

駝背

進行伸展操時的要點

有的人做了伸展操後反而讓症狀變得更加嚴重。

有的人可以漂亮地做出雙腳打開、將身體前彎直到胸部觸碰到地面，也有人不管努力多少年依然覺得自己「做得不好」。其中的差別，就取決於是否維持脊椎的生理曲線。

胸部碰得到地板的人完全沒有彎腰駝背的情況，而碰不到地板的人通常都是習慣彎著腰將頭往前伸、下巴往上抬。能做這個動作的人通常都保持著正常的脊椎生理曲線，能在腰背挺直的狀態下做出開腿前屈的動作。所以，他們的脖子不會往前伸，下巴也不會往上抬，不需浪費力氣就能完成伸展。

伸展操確實有益身體健康，但如果做的方式不對，也可能在不知不覺間做出讓肩膀形成五十肩的動作。即使不會立刻出現症狀，卻會埋下數年後、數十年後爆發的隱憂。

肌肉鍛鍊也是一樣，既然要活動身體，過程中就一定要考慮到脊椎的生理曲線。

脊椎的生理曲線

脊柱（側面）

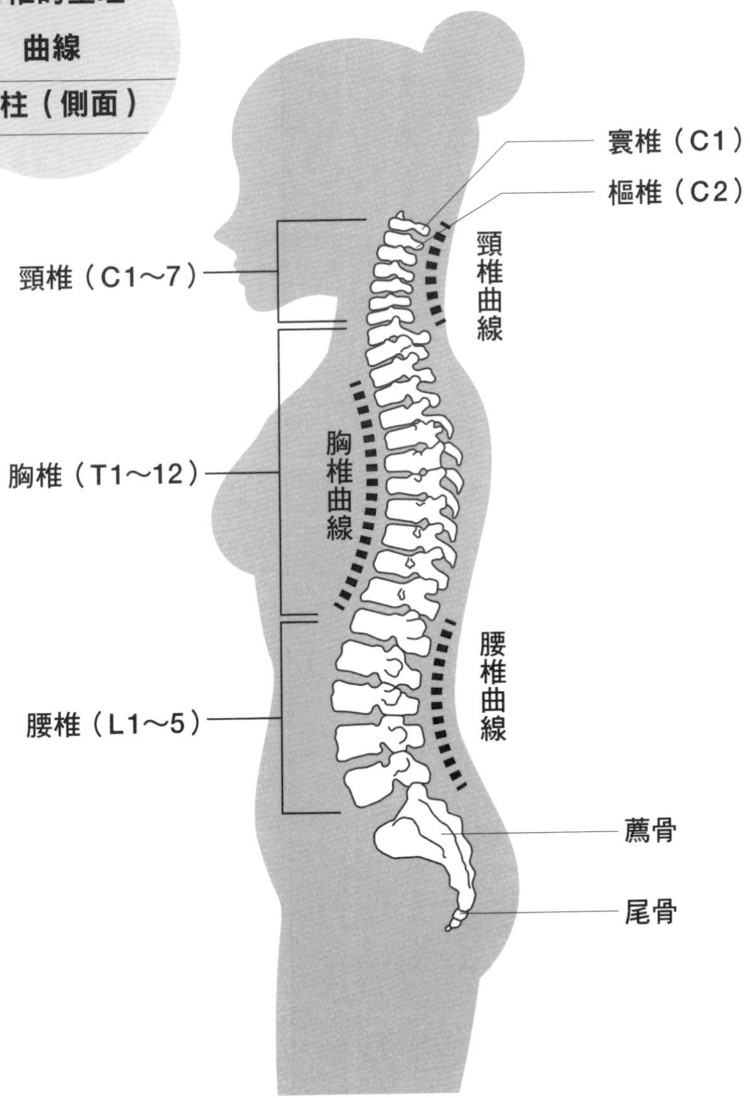

進行肌肉鍛鍊時的要點

每個人都覺得「肌肉鍛鍊對身體很好」，但其實這樣的想法很危險。要是鍛鍊的方式不對，可能達不到任何效果。

有的人做了肌肉鍛鍊以後真的練出了肌肉，有的人卻怎麼練都練不出來；有些人的身材因為做了肌肉鍛鍊而變得緊實又好看，有的人就算做了也沒有如此的效果。鍛鍊的結果天差地遠，但不僅僅是因為個人體質差異。

其實，脊椎的生理曲線（請參考P85）對於肌肉鍛鍊的影響非常重要。脊椎生理曲線正常的人通常都能練出好看又緊實的肌肉線條。但如果脊椎已經失去原有的生理曲線，不管再怎麼努力鍛鍊，肌肉也不會因此變緊實。不只如此，還會增加受傷的風險。脊椎的狀況影響著全身！

因此，進行肌肉鍛鍊時請保持夾並收下巴的狀態，如此一來便能讓脊椎維持應有的生理曲線。做過重訓的人應該都知道，這樣就算增加訓練的負重，身體也能穩穩地維持基本姿勢，不只讓訓練的過程保持安全，也會得到更好的效果。

Part 4

拒絕五十肩的生活好習慣

走路擺臂的姿勢要正確

走路擺臂的姿勢也會影響肩關節。在正常的情況下，手臂擺動的樣子應該要像鐘擺一樣，藉由手臂重量產生的離心力將身體的重心往前移動，才不會使用到肩膀周圍的肌肉。這個姿勢能讓身體的核心用力，就算重心移動也不會失去平衡，是最有效率的行走狀態。

但要是出現圓肩的情況，手臂便會失去原有的擺動狀態。此時擺動的軌跡就不再是兩條平行的直線，而是前窄後寬的「八」字形。當手臂往旁邊擺動的幅度愈大，就會離身體愈遠。導致我們聳著肩膀走路，不只限制住肩關節的活動，還讓上半身不停地左右擺動。而一旦肩關節不動，推動身體前進的力量也會跟著消失。

想要避免這種情況，就要重視下壓肩胛骨的動作。下壓肩胛骨能夠更有效率地使用背肌，使肩膀保持在正確的位置上。如此一來，身體便會自然地把胸部往前挺，同時帶動重心所在的下腹部挺起，讓身體的重心更容易往前移動。當全身都放輕鬆以後，手臂就會自然地前後擺動。

正確與錯誤的走路姿勢

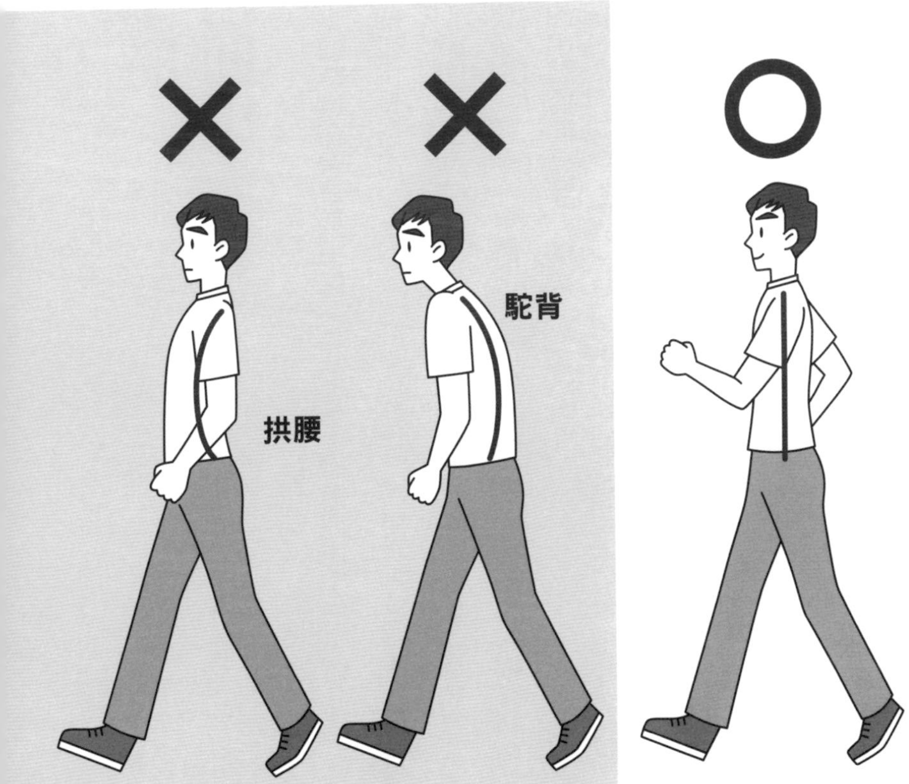

走路時手臂要像鐘擺一樣前後擺動。

騎自行車時輕握手把即可

很多人在騎自行車的時候都習慣把手肘向外打開，讓腋下的肌肉無所事事。

騎車時習慣把手肘向外的人十之八九都會用抓握的方式握住手把。此動作會讓前臂的肌肉用力，導致手腕的部分變得很緊繃。而手腕要在緊繃的狀態下控制手把的話，身體就要放鬆腋下的肌肉，以保持整體的平衡。此外，雙腳用力踩踏板也會讓我們更用力抓著手把，使身體出現聳肩的動作，對五十肩的症狀更是雪上加霜。

解決的辦法就是盡量只使用中指、無名指及小拇指握住手把。藉此能保持手腕靈活狀態，手肘也不會一直往外打開。只要腋下的肌肉用力收緊，肩膀也就不容易往上聳起，如此便能夠大幅減輕肩頸肌肉的負擔。

另外，若是使用腳掌後半部踩腳踏板的話，大腿前面及腹部的肌肉都會出力，使身體向前彎、手肘往外擴，腋下的肌肉也就更容易懈怠。

因此，騎自行車時也請記得使用腳掌前半部控制腳踏板，並保持身體的平衡。

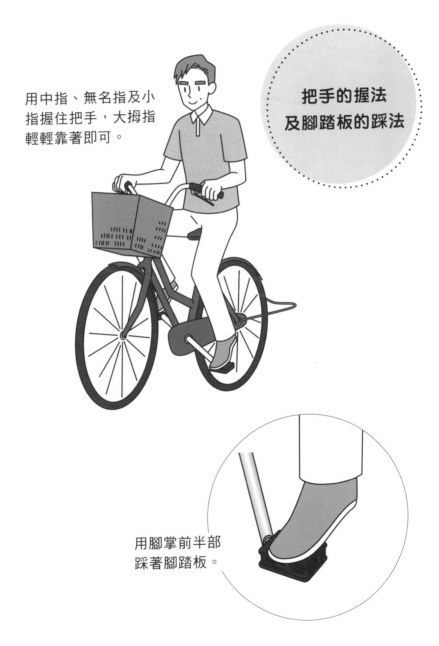

把手的握法及腳踏板的踩法

用中指、無名指及小指握住把手，大拇指輕輕靠著即可。

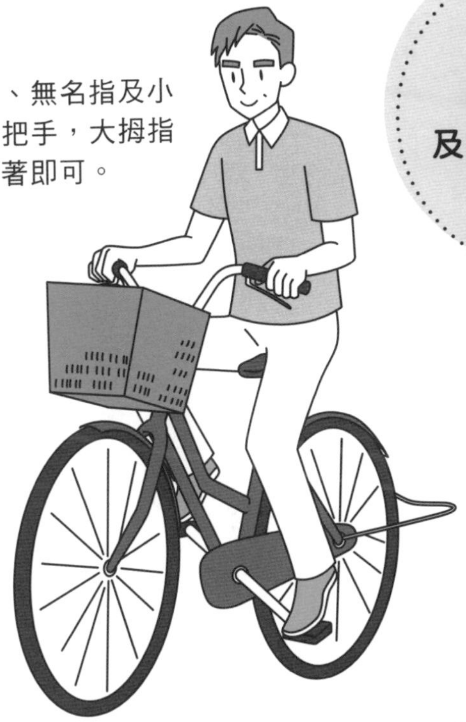

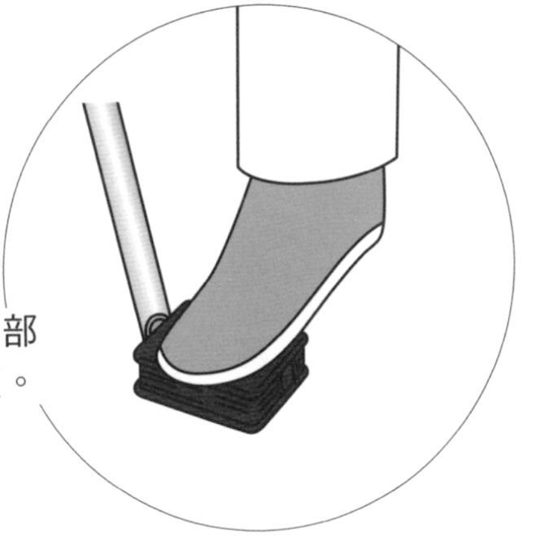

用腳掌前半部踩著腳踏板。

正確的辦公室坐姿是不彎腰駝背

「坐」是個非常不容易維持的姿勢。

坐下時骨盆往後傾的話，身體就會自然地前彎。身體一旦往前彎，頭部也會連同脖子一起往前移動。如此一來，我們的上半身便會呈現往前包覆的樣子，肩膀也因此形成了圓肩。如果不希望變成這樣的話，請各位在辦公桌前工作時務必保持以下的姿勢。

首先請彎曲髖關節，並讓骨盆保持直立的狀態。若是維持這個姿勢便覺得腰部以下疼痛的人就是因為身體已經不曉得怎麼使用正確的肌肉出力，不過只要維持這個姿勢大約1個星期以後，就能解除這股疼痛感。

另外，覺得自己是易胖體質的人，平時的坐姿肯定都是彎腰駝背的樣子。電視上的女演員哪怕年紀再大也依然保持年輕時的優雅體態，我想她們平時一定都確實彎曲髖關節的部分，保持端正的坐姿，不會隨便彎腰駝背。運動及飲食對於體態的影響的確很重要，但坐姿也是不容忽視的隱藏重點。

辦公室坐姿要正確

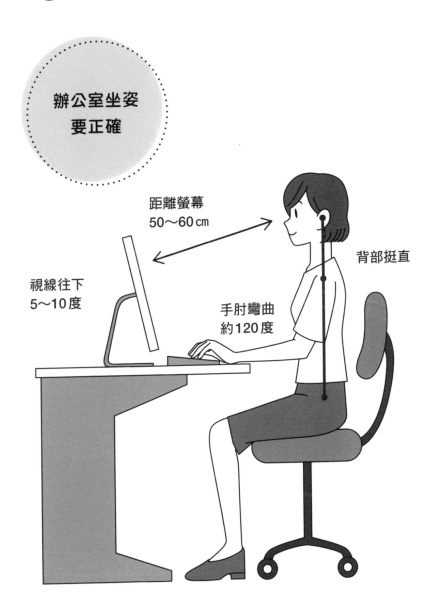

在肩頸痠痛前先伸個懶腰

不論坐姿再怎麼正確無誤，要是長時間以同樣的姿勢坐著工作，身體的肌肉肯定會痠痛。因此，這種時候就必須讓肌肉活動一下。

最輕鬆簡單的方式就是「伸懶腰」。這個動作即使是坐著也能做，而且最重要的是，動作方向與坐著工作的姿勢完全相反，所以才能夠消除肌肉的疲勞。

伸懶腰時請先將雙手交扣，然後把手舉到頭頂的正上方。接著轉動手腕，讓掌心向上。手臂舉高以後要稍微往後拉，這樣手掌才會剛好在頭頂的正上方。只要讓手臂伸直到這個程度，就能正確地使用背部的肌肉，並且拉開身體正面容易收縮的肌肉，形成與坐著工作時完全相反的姿勢。

需要注意的是兩隻手臂往上伸直時都不可以出現在視線範圍內。手臂往前或往下伸懶腰反而會讓身體比原本坐著的時候更彎腰駝背。這樣的伸懶腰方式會讓人覺得好像拉開了背後的肌肉，但實際上並未真正消除肌肉的疲勞。

若是可以站著操作，效果會更加顯著。

伸懶腰時把雙手交扣

雙手交扣，掌心朝上，
做出伸懶腰的動作。

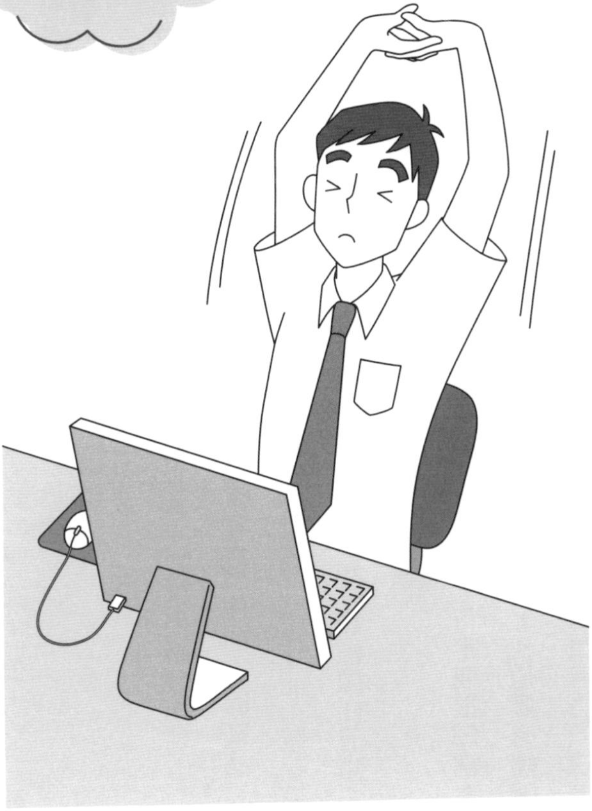

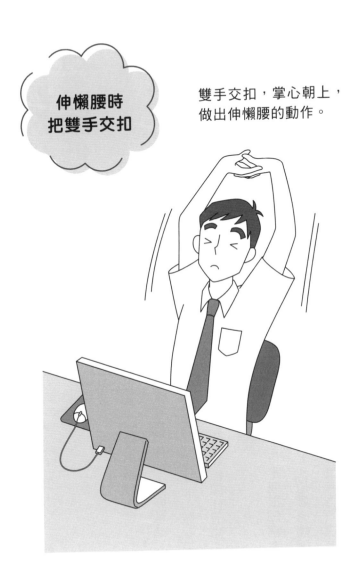

煮飯洗碗時別彎腰低頭

我們在煮飯、洗碗時會習慣做出將身體往前傾的動作。

做家事的姿勢有個將身體往前彎、雙手垂放在前面的特徵。這個姿勢會讓我們習慣把背往前彎，導致肩膀容易形成圓肩。當我們每天都用這個姿勢做好幾十分鐘、好幾小時的家事時，身體就會漸漸累積許多不必要的疲勞。身體前傾的姿勢雖然只是讓背部稍微往前彎，但總有一天還是會造成巨大的負擔，所以一定要儘早改掉這樣的習慣。

而改善方式就是稍微彎曲其中一隻腳的膝蓋，讓膝蓋頂住前方的物品。如此一來，身體的重心就會往前，髖關節也能正常地彎曲，就算身體稍微往前傾，也不會彎腰又駝背。

煮飯或洗碗時，肯定要很仔細才能把食材切成一致的大小，或是避免摔破碗盤等等。這時，我們都習慣會將頭往前探，使得駝背加劇，所以保持臉跟手之間的距離很重要！雖然剛開始確實不容易改善，但還是要盡量做到。

煮飯洗碗的姿勢

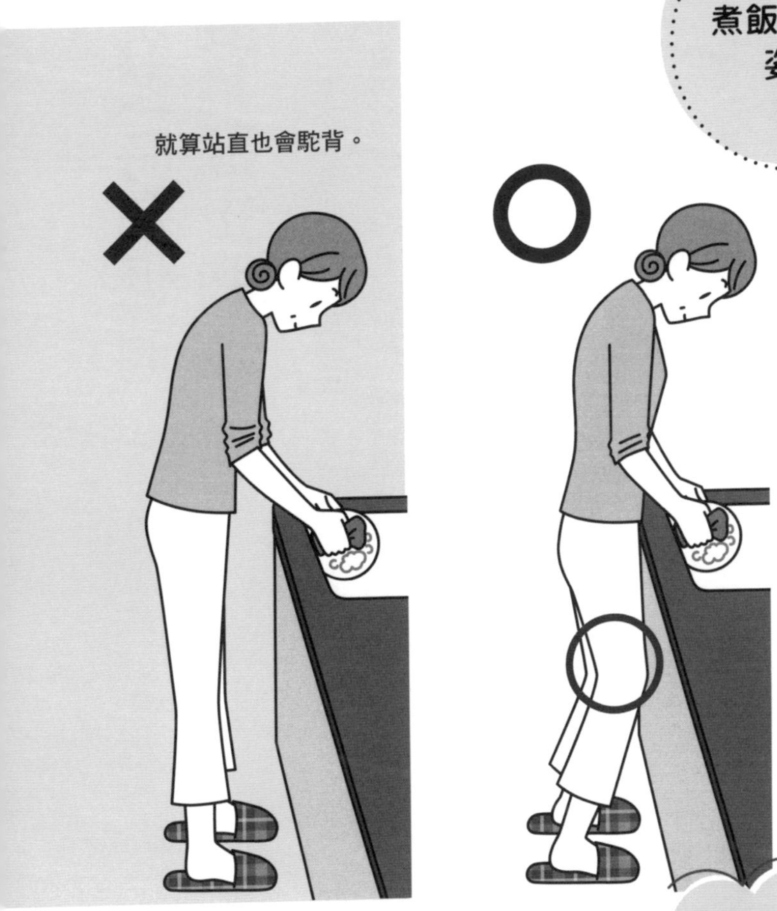

把膝蓋靠著
流理檯下的門片，
這樣就算俯身
也不會駝背

洗頭時別低頭，要抬頭挺胸

各位是不是都以為洗頭的時候，就會把雙手舉得高高的，活動到肩膀的關節呢？

然而事實並不是像我們想像的這麼美好。多數人在洗頭時都是低著頭，將腰部、背部及脖子向前彎，兩隻手臂幾乎沒有抬起來。此時，肩關節幾乎不動，真正活動的只有手肘以下的部分。

在這樣的狀態下，肩膀不僅會聳肩，手臂還會向內旋，呈現姿圓肩狀態。

小時候爸媽會幫我們洗頭，長大一點就要開始學著自己洗。學會後都習慣以輕鬆有效率的姿勢來洗頭，導致手臂與肩膀的動作變得愈來愈小。

結果，讓身體從小就記住這種容易形成五十肩的動作。

要是不想罹患五十肩，又希望及早預防的話，就請各位務必在肩膀還沒疼痛之前，以正確的姿勢來洗頭。請把頭抬起來看向前方，並且打開胸口，把雙手舉高放在頭上，大方自在地享受洗頭的過程吧。

只不過在剛開始調整姿勢時可能會稍微辛苦一點，請大家加油！

洗頭的姿勢

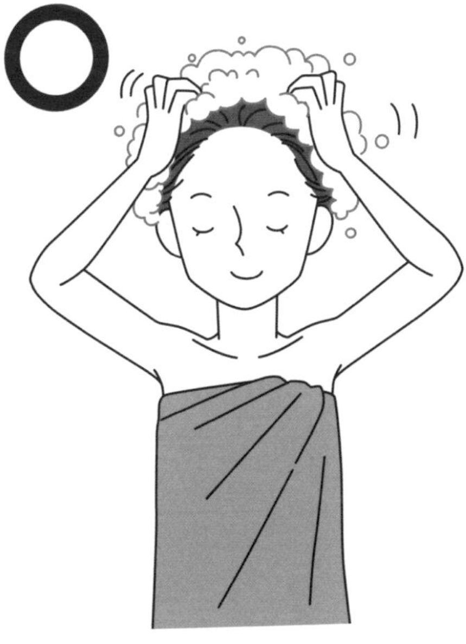

面向正前方，打開胸口，
手臂張開再抬高。

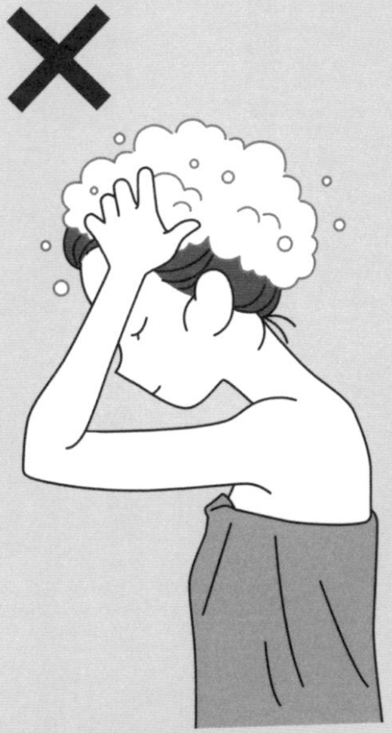

低著頭面向地板，
手臂幾乎沒有往上抬。

肩痛問題可以緩一緩，睡得好最重要

睡覺時會感到肩膀疼痛的人大致上分為2種類型。

當過度疲勞，症狀變得愈來愈嚴重時，身體會感到疼痛；當不必要的疲勞暫時解除時，身體也會感到疼痛。例如：長時間久坐造成的腰痛就屬於前者；早上一醒來便覺得腰疼，但起身以後疼痛感就消失的情況則屬於後者。

此外，有的人正躺時肩膀不會疼痛，有的人則是要側躺才不會痛。

側躺時的肩痛是肩膀在發出「圓肩的情況已經太嚴重」的悲鳴。肩膀累積太多疲累時，就會出現這種疼痛感。這時最重要的就是保持與圓肩相反的姿勢。

正躺時的肩痛則是原先暫緩的疼痛再次復發。本來應該讓肩膀調養到完全不再疼痛，才算真正改善肩痛問題，但身體可沒這麼容易就能調養好。雖然不應該主動把身體蜷曲起來，做出圓肩的姿勢，但這樣做反而能加速緩解肩痛。

睡覺時就別在意能不能真的改善肩痛問題，睡得好才是更重要的事。

側躺

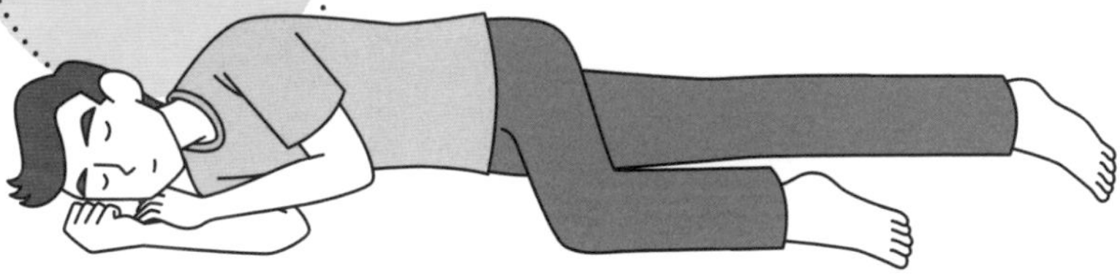

圓肩導致肩膀過度疲勞的肩痛。

正躺

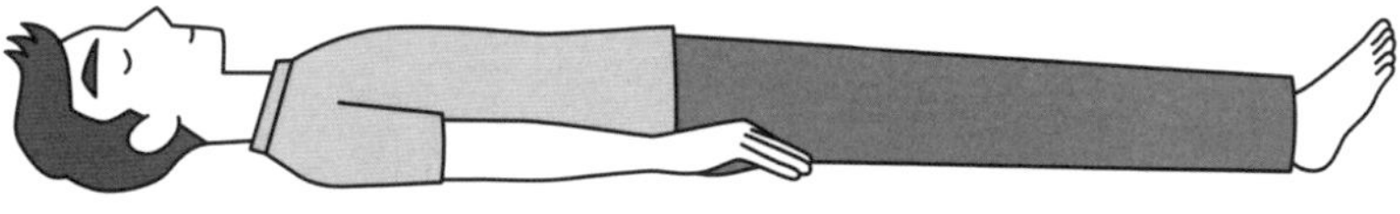

原先暫緩的肩痛再次發作。

睡覺時
請保持仰躺並收下巴

睡得好比一切都重要，接下來要介紹一個最有效改善肩痛的睡姿，請大家不妨當作參考。

請先保持仰躺姿勢並收下巴，讓脖子後面貼著床，這樣我們的胸口就會往上抬起。接著盡量把上臂緊貼著床，將掌心朝上。這樣躺著讓身體放輕鬆，以最輕鬆的方式擺出與圓肩的動作相反的睡覺姿勢。

不過，有一點務必要注意。如果這樣睡的時候，肩頸或手臂一下子就開始有肌肉拉伸且維持1分鐘以內就消失的疼痛感。就表示這份疼痛感是過度疲勞的肌肉在放鬆休息所產生的反應。只要堅持這個睡姿，直到疼痛完全消失後，就能夠真正改善肩痛問題。

不過，若是疼痛感持續好幾十分鐘，甚至好幾個小時的話，就不應該繼續勉強採用這個睡姿。本來出現這股疼痛感代表肌肉得到了休息，不過這個睡姿也可能讓肩膀到手臂產生陣陣刺痛。改善肩痛固然重要，但若是影響睡眠品質就不好了，不論如何都要以睡眠為第一優先。

正確的睡姿

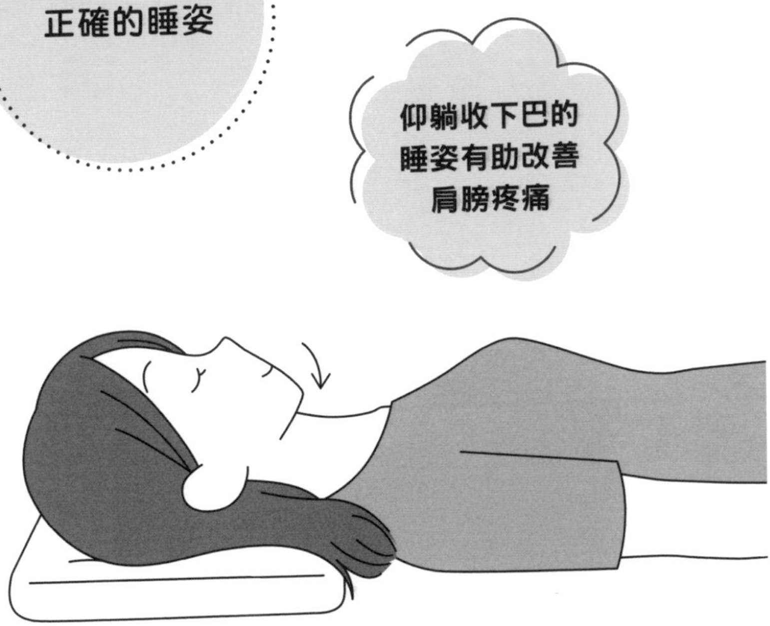

矯正身體姿勢，別讓肩胛骨過度活動

有人認為肩胛骨應該多多活動，理由之一是可以提升身體代謝，達到更好的減肥或運動效果。我個人認為這個看法應該是與1990年代引起話題的棕色脂肪細胞有關。棕色脂肪細胞被認為能夠燃燒脂肪，且主要分布在肩胛骨的下方。因此，便有人認為要多多活動肩胛骨，藉此活化棕色脂肪細胞。不過，已有人從科學方面提出棕色脂肪細胞會隨著年紀增加而逐漸減少，不會達到更好的減肥或運動效果。

除此之外，我認為可能還有一個理由，那就是擅長游泳且肌肉緊實的人常常在活動肩胛骨。但這是因為身體必須在游泳時更有效率地對抗水中的阻力，肩胛骨才要變得這麼發達，但只要超過5年都不游泳的話，肩胛骨就會愈來愈少活動。

把肩胛骨維持在正確位置才是最重要的事，而且最好的維持辦法就是矯正身體姿勢。只要姿勢對，肩膀就不會一直出力。身體的核心會用力，讓肩頸周圍的肌肉放鬆。只要保持這樣的狀態，身體不管怎麼動都不會過度使用肩胛骨。

肩胛骨的動作

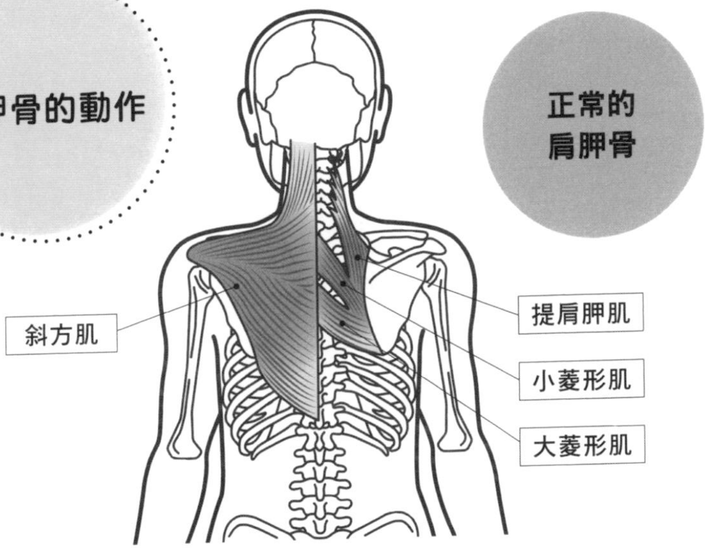
正常的
肩胛骨
斜方肌
提肩胛肌
小菱形肌
大菱形肌

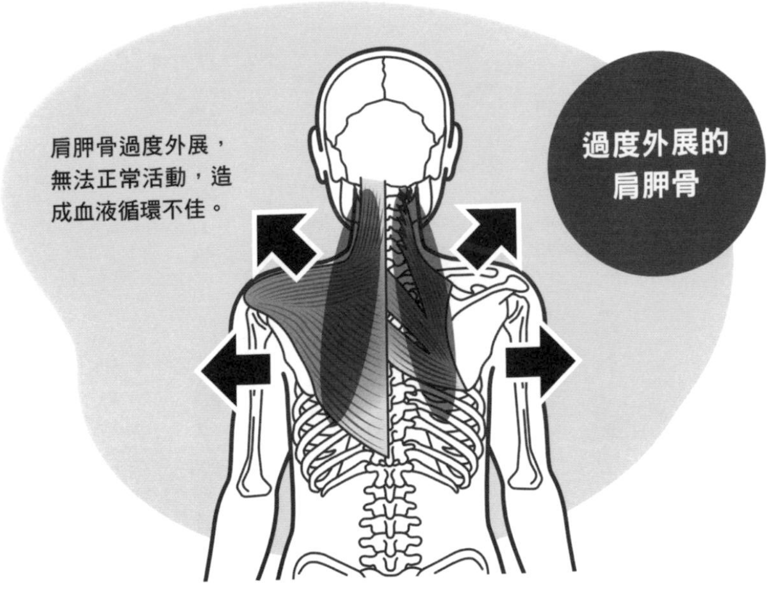
肩胛骨過度外展，
無法正常活動，造
成血液循環不佳。
過度外展的
肩胛骨

減輕肩膀負擔的後背包揹法

一般都認為後背包較不會造成身體負擔，但如果揹的方式不對的話，同樣會助長圓肩。

例如：背帶太長的話，背包的重量就會落在腰部，像背上揹了個人。當背上的人快滑下去的時候，我們都會把身體往前傾，導致肩膀被往後拉。最後，形成脖子跟頭往前伸的彎腰姿勢。

用不對的方式揹後背包也會發生同樣的情況。

背包重量愈重時，我們會將脖子往前伸、腰往前彎，藉此保持身體平衡。但這動作會讓手臂更加內旋，進而形成圓肩。

身體的重心位置大概在腰部，揹上後背包之前記得先調整背帶長度，讓背包底部靠在腰部往上一點的位置。

如此一來，就能夠讓身體的重心跟背包重量落在差不多的位置，並且藉由正確的站姿揹後背包，大幅減輕對身體所造成的負擔。

而背包底部若是低於身體的重心，就會增加腰部的負擔，容易造成腰痛。

後背包的揹法

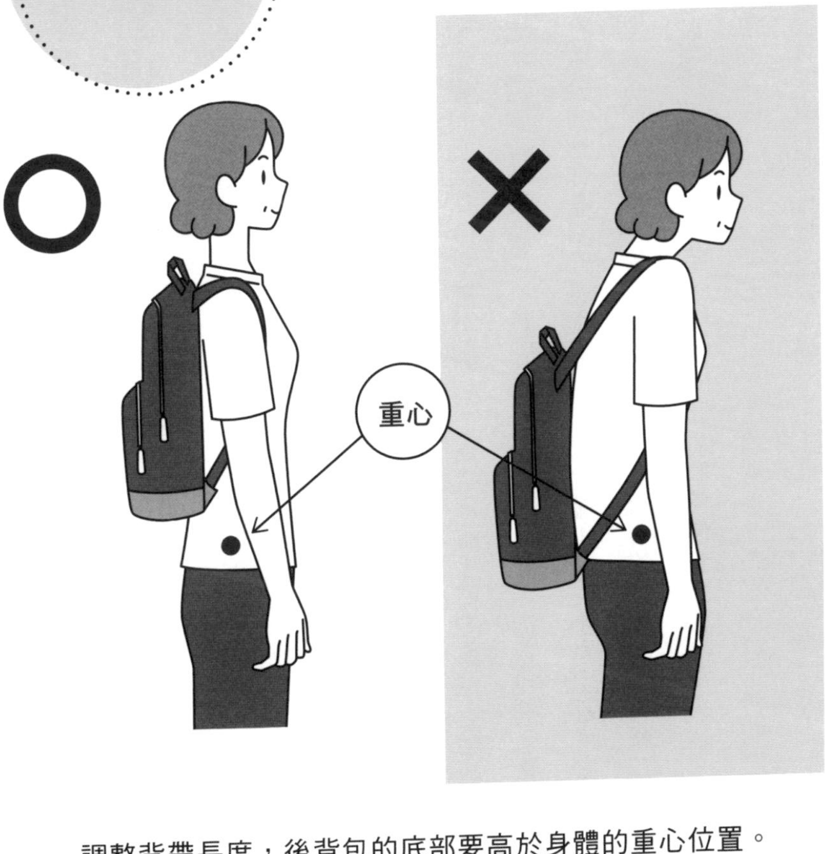

調整背帶長度，後背包的底部要高於身體的重心位置。

背包背帶掛在肩膀外側的骨頭上

肩上的側背包如果很重的話就會忍不住把背帶往脖子的方向挪，再把肩膀往上抬，以免背包滑落。

背帶愈靠近脖子，就愈容易壓扁斜方肌，也就是肩頸痠痛的肌肉部位。被壓扁的肌肉要變緊繃才能繼續保護身體，肌肉緊繃代表肌肉在收縮，意味著斜方肌正處在一個非常用力的狀態。而且，我們為了不讓背包滑落，還會把肩膀往上抬，等於給肩膀造成雙重的負擔。

用單邊肩膀揹著很重的背包時，請記得把背帶掛在肩膀外側的骨頭上，才不會給肩膀造成太大的負擔。請各位用手指摸著肩上最柔軟的地方，往外側移動時應該會摸到骨頭。這是鎖骨與肩胛骨的連接處，負責承載手臂的重量。請將背包的背帶掛在這個地方，把背包的重量交給骨頭，肩膀周圍的肌肉基本上都不必出力。

而且各位只要試試看就知道，其實就算肩膀的肌肉放鬆不用力，背包的背帶也不會滑落。不過在真正習慣之前還是要稍微注意一下，免得背包真的不小心掉了。

背包的揹法

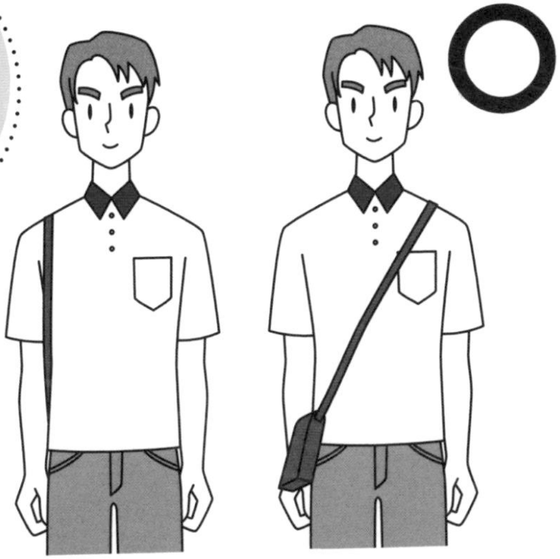

重的背包要把背帶掛在肩膀外側的骨頭上。

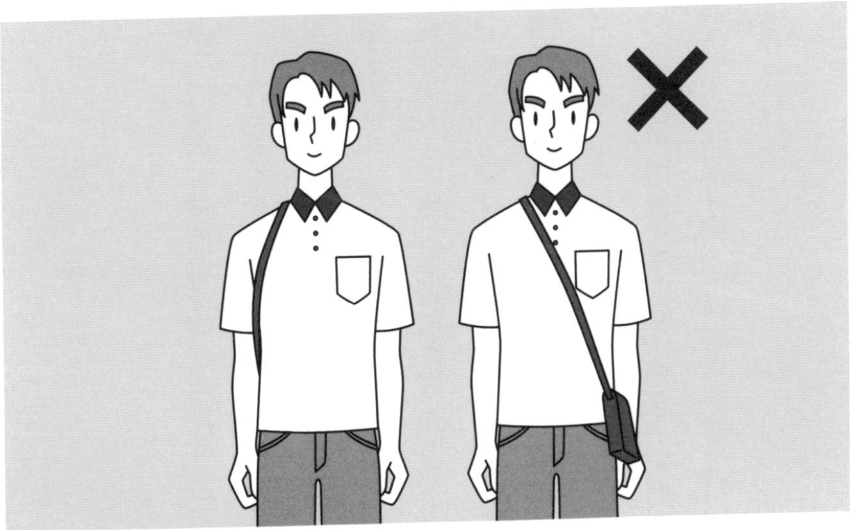

背帶太靠近脖子的話，重量會壓扁斜方肌，造成肌肉緊繃。

要注意手臂勾著手提包的姿勢

用手臂勾著包包或購物袋時，要特別注意手肘的位置。對於肌力比較差的女性來說，用手勾著包包或購物袋是比較不費力的方式。不過，有的人這樣做反而給肩膀造成了負擔。

若要使用手臂勾著包包或購物袋，記得把上臂完全貼緊身體側邊，讓包包或購物袋懸吊在手肘的正下方。如此一來，物品的重量就會由骨骼來承載，這才是真正合理的省力方式。

不過，有的人就是忍不住把手臂打開，讓手肘朝外，反而給身體造成負擔。

手臂也有重量，當上臂往外抬起，使手肘朝外時，就必須由肌肉承擔手臂的重量。這時手上還掛著東西的話，肌肉只好更加用力才能應付手臂加上物品的重量。日復一日做這樣的動作，就像在做肩膀或手臂的肌肉鍛鍊，不僅手臂容易變粗壯，長期下來也會累積不少疲勞。

下次把東西勾在手上時，別忘了先把上臂跟手肘貼緊身體，再把整隻手臂從肩膀處往外打開。

手提包的掛法

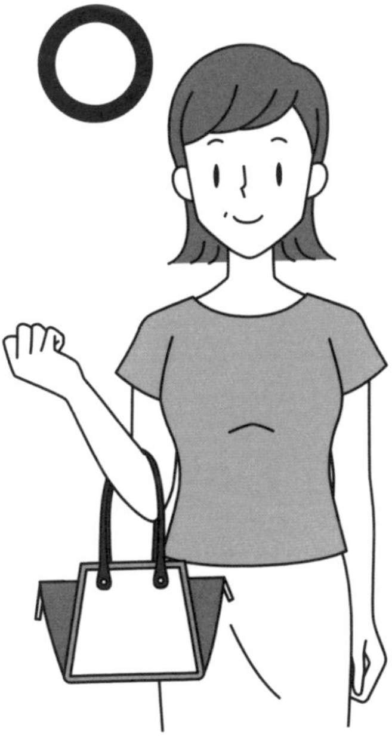

手提包掛在手肘處，上臂及手肘貼著身體，把整隻手臂從肩膀處轉向外側。

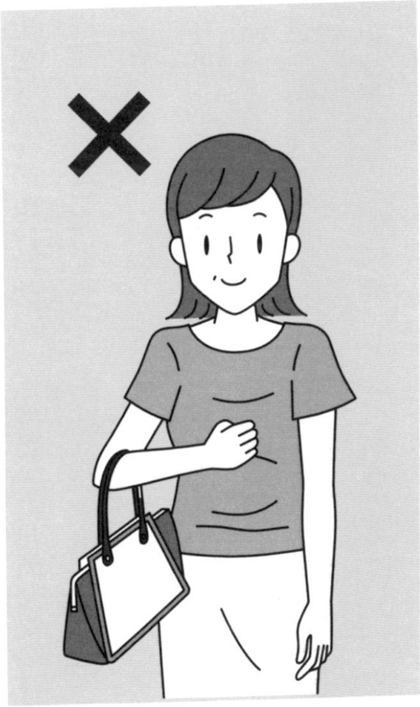

上臂未貼住身體，且手肘朝向外側，會給肌肉造成負擔。

逛街時別把手背在後面

當我們雙手空空地逛街，或在美術館欣賞畫作時，總是會不自覺地背著雙手。

有些人會覺得「將手背在身後的動作是中老年人才做的事情」，但其實不管年紀大小，都可能會做出這個動作。由於此動作可能會引起肩膀疼痛，所以我們一定要多加注意。

此動作雙手在背後交扣的位置在臀部附近，且掌心向外。如此便會造成肩膀內旋，形成圓肩。

尤其是逛街時想俯身端詳架上的商品時，手臂會因俯身的動作自然往前垂，而為了不讓手臂往前垂，我們就會把手背在後面固定。結果反而完美地形成了圓肩的姿勢。

所以，當我們想要端詳架上的商品時，應該是要盡量往前面站，而不是只讓上半身往前傾。

除此之外，也不要把掌心向後，而是讓手背向後，掌心向前扶著臀部。這樣一來就能使用更多的背肌出力，不容易出現糟糕的俯身姿勢。

參觀美術館或逛街時

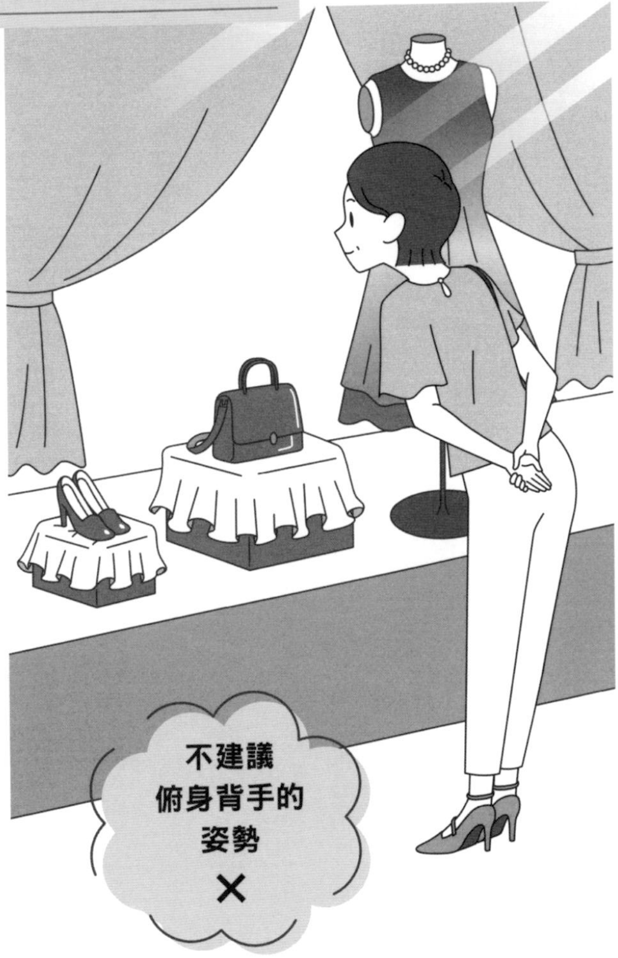

手持用具時不必用力抓握

有的人拿東西時就像在猜拳出石頭一樣，總是把大拇指緊緊扣住其他隻手指。各位可能覺得把東西牢牢抓緊應該不是什麼壞事，但其實這樣做會讓手腕變得很緊繃，毫無靈活度。可能因此讓整隻手臂過度出力，不知不覺造成手臂發炎。

以掃地為例。在院子裡掃地時，請使用小拇指、無名指及中指握住掃帚，食指與大拇指則是輕輕靠著掃帚即可。這樣手腕跟手掌都保有靈活度，就算手臂幾乎不動也能揮動掃帚。

相反地，食指及大拇指也緊緊握住掃帚的話，就會限制手腕及手掌的活動，使得整隻手臂到肩膀都要出力才能揮動掃帚。而且手臂遠離軀幹會讓肩頸周圍的肌肉用力，長久累積下來，疲累就有可能導致肌肉發炎的情況。

除此之外，生活中還有許多要用雙手握住用具的情況，例如：打高爾夫球握著球桿、打棒球握著球棒，開車握著方向盤等等，在做這些活動時最好也都不要太用力握住用具。

拿掃帚時
別像握拳一樣
緊握

用食指到小拇指握
住掃帚，大拇指輕
輕靠著即可。

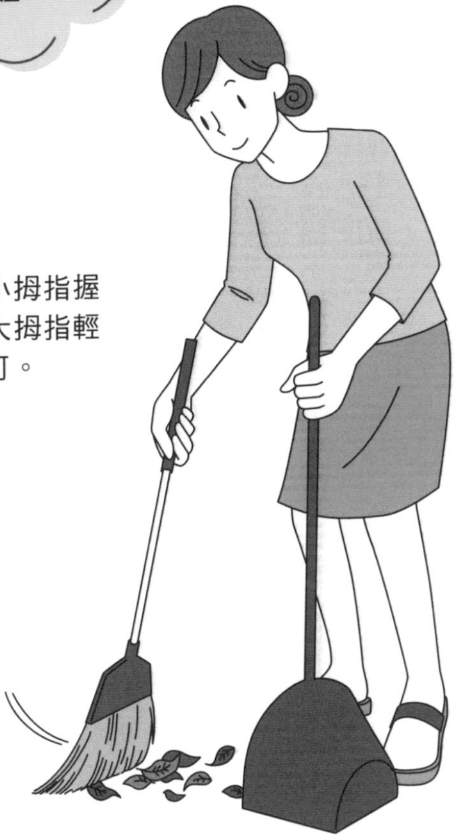

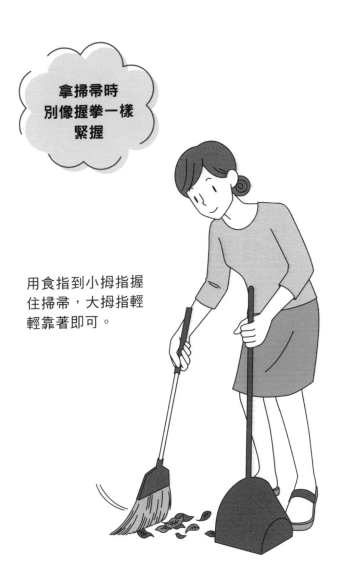

手肘可以靠在桌上，但身體不能往前彎

手肘靠在桌上的動作似乎意外地常見。我們都曉得這樣的動作不太禮貌，但有時就會忍不住做出這動作。

手肘靠在桌上時，如果朝前或朝外，距離身體愈來愈遠的話，肩膀就愈容易出現聳肩的動作。要是在這個狀態下施加重量的話，聳肩的動作就會變得明顯，頭部也會隨著脖子往前移動。

這一連串的動作都很有可能會間接造成五十肩。

真的要把手肘靠在桌上的話，請盡量讓上臂與桌面保持垂直。手肘靠在桌上時，身體肯定會跟著往前傾，所以這時只要讓上臂與桌面保持垂直狀態，身體就不會往前彎曲。在髖關節確實彎曲且腰部保持正常生理曲線的狀態下，把身體往前傾的話，不僅可以消除腰部的疲勞感，也能預防腰痛，可謂一舉兩得。

我們會選擇把手肘靠在桌上，就是因為這個動作比較放鬆，但有時放鬆的動作反而會害了身體，還是要稍微注意一下姿勢較妥當。

手肘要靠在桌上的話

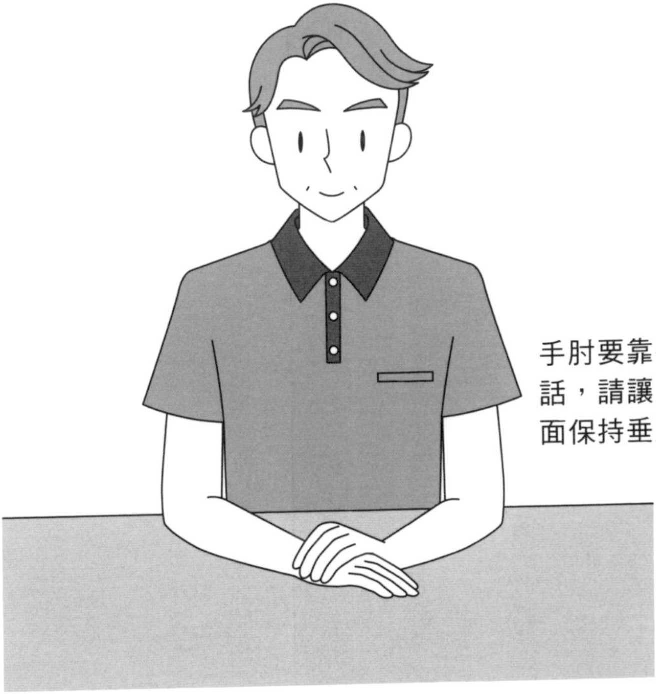

手肘要靠在桌上的話，請讓上臂與桌面保持垂直。

別讓腋下的肌肉無所事事

我們在日常生活中還是會忍不住放縱腋下的肌肉。

隨時把上臂貼著身體側邊的話，上臂就會垂直於地面，不會有任何問題。但如果習慣把手臂打開，使手肘朝外的話，肩膀就還得同時承受手臂的重量。正常來說，一隻手臂的重量大約是體重的6％，所以體重如果是50 kg的話，等於肩膀的肌肉要無條件地承受6 kg的重量。若要避免肩膀承受這份無謂的負擔，就必須使用到腋下的肌肉。

總是將手肘朝外的人聽到要習慣把上臂貼著身體時，都會覺得這個姿勢很彆扭，根本沒辦法做任何事情。不過，其實就算我們把兩隻上臂貼著身體側邊，還是能夠正常地完成大部分的動作，因為前臂還是可以做出畫圓的動作。

只要手臂還做這個動作，就能正常地完成各種日常活動，例如：煮飯、洗碗等等。棘上肌發炎是五十肩的主要原因，因此減輕肩頸周圍肌肉的負擔就是在減輕棘上肌的負擔。

夾緊腋下

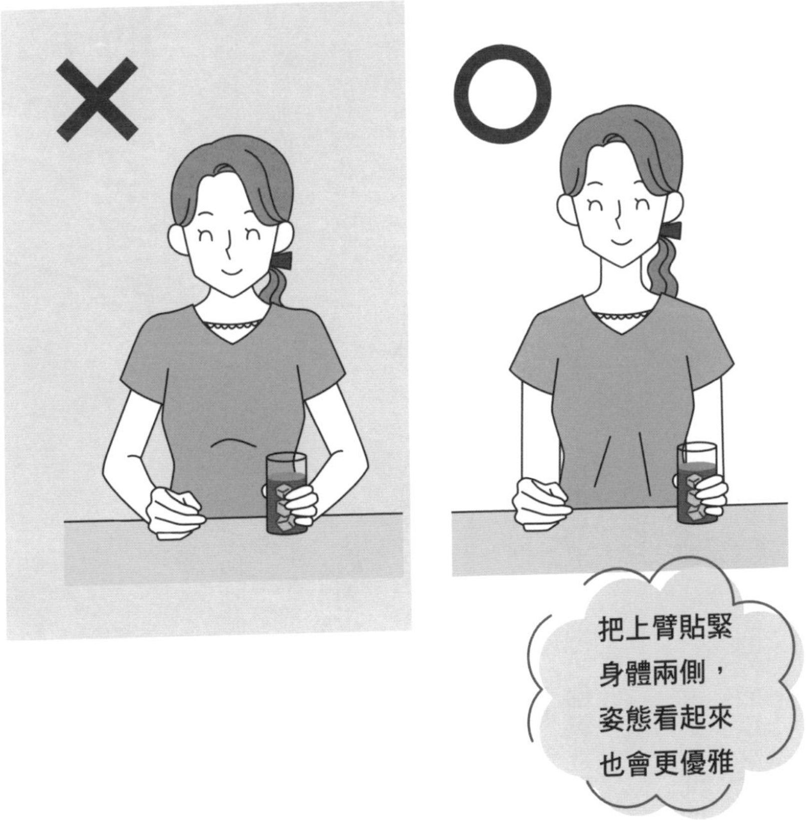

講電話時把手肘拉近身體

我們講電話總是會忍不住鬆開腋下。手肘朝外就代表腋下未確實夾緊，這時只要讓手肘朝下，自然就會夾緊腋下。

講電話時不容易夾緊腋下，是因為我們習慣用比較出力的方式抓著手機。這樣的握法會讓拿手機靠近耳朵的動作變得很吃力，所以只好把手肘往外轉，才能順利地把手機貼著耳朵。由於要用力彎著手肘，所以不只握著手機的前臂在出力，就連上臂也呈現緊繃的狀態。雖然這個動作看起來沒什麼，但造成的負擔卻相當大。

講電話時請記得盡量用食指以外的四隻手指握著手機。如此一來，手腕跟手臂才有讓手肘朝下的空間，能夾緊腋下。

最近，有愈來愈多人習慣在講電話時打開手機的擴音功能。這時也會為了聽得更清楚而把手機湊近耳朵，或是為了讓對方聽得更清楚而把手機靠近嘴巴。

然而這個動作同樣也會讓重達5kg的頭往前移動。要改善這個情況的方法大概就只有相信手機的性能以及習慣人類的文明發展吧。

電話的拿法

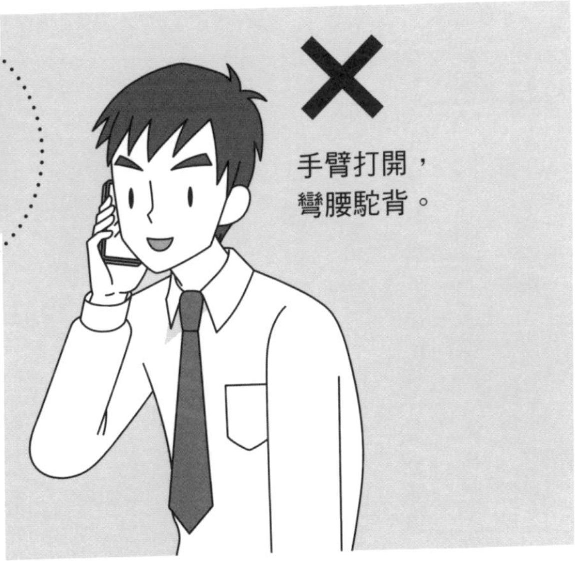

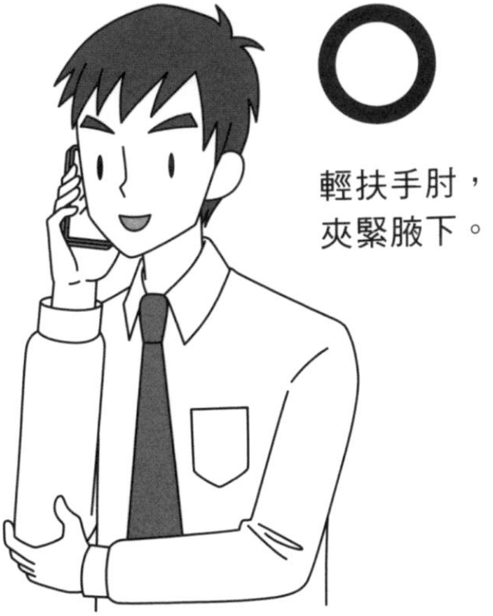

用餐的姿勢要優雅有禮

許多人用餐時都習慣以口就食，就怕一不小心讓食物掉落。

當我們彎腰駝背拿著刀叉進食時，就容易把兩邊的手肘向外頂。手肘向外頂就代表肩頸的肌肉必須承擔兩隻手臂各3kg的重量，同時還要讓雙手進行用餐的動作。

不只如此，要是重達5kg的頭也跟著往前移動的話，肩頸肌肉的負擔就會更大。就像在一邊做訓練一邊進食，本來應該是輕鬆開心的用餐時間，卻給肩頸造成如此沉重的負擔。而且，以口就食的樣子還會讓人覺得觀感不佳。請各位記得保持餐桌禮儀的同時，也別給身體造成任何負擔。

若不希望吃頓飯也造成肩膀問題的話，就記得將背挺直，下巴往後收，並保持沉肩的狀態，讓上臂與地面垂直。如此一來就不會對身體造成負擔。要是會擔心食物的湯汁灑出來，想俯身去接食物的話，就保持背部挺直的狀態把上半身往前傾，不會造成任何部位的負擔。

正確的姿勢不僅減輕身體的負擔，也能讓我們的外表與儀態變得更好看。

正確的用餐方式

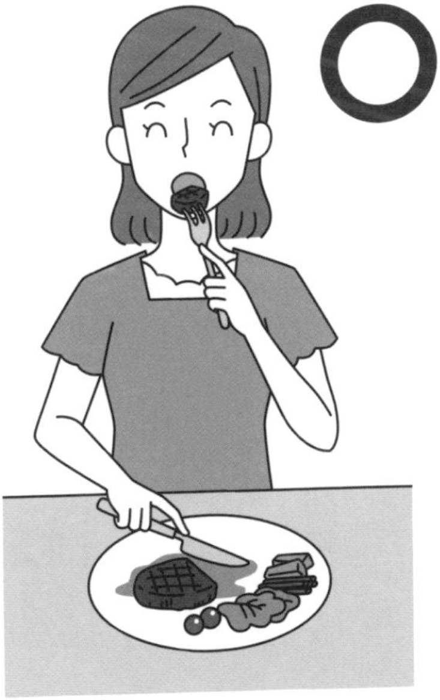

手肘不往外頂，
保持正確的用餐姿勢，
儀態才會好看。

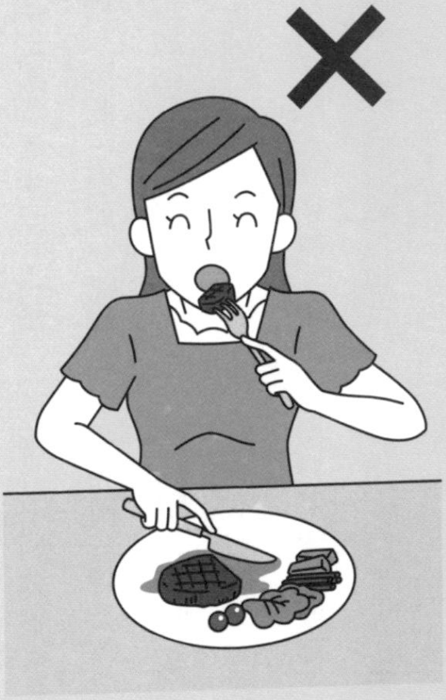

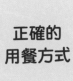

以口就食是
不好的用餐習慣。

用維生素B_{12}修復末梢神經

在治療沾黏性肩關節囊炎的處方藥中，有種叫做活性維生素B_{12}（甲鈷胺），這是可以幫助修復末梢神經的藥物。

這種藥物的維生素B_{12}比較特別，有別於一般的維生素。不過一般的維生素B_{12}也被認為具有相同的作用。因此，攝取一般維生素B_{12}也有助於改善沾黏性肩關節囊炎。

富含維生素B_{12}的食物包括：鮭魚、鱒魚、秋刀魚、蜆（水煮、生食）蛤蜊（水煮）、牡蠣、肝臟等等。雞肉與雞蛋也含有豐富的維生素B_{12}。

身體若要吸收維生素B_{12}，就必須靠結合蛋白的輔助。結合蛋白會與特定的營養素結合，藉此讓身體吸收。因此，比起單獨攝取營養補充品的維生素B_{12}，直接攝取食物當中的維生素B_{12}或許會更有效率。營養要先被身體吸收，才會發揮出它的用處。

而身體在吸收任何一種營養時，都會受到各種不同物質的影響。我認為讓身體自然保持健康的最好方式，就是多多攝取各種食物，而不是一味地吸收單一的營養素。

富含維生素B_{12}的食物

鮭魚、鱒魚、秋刀魚、蛤蜊、牡蠣、肝臟、雞蛋、起司等。

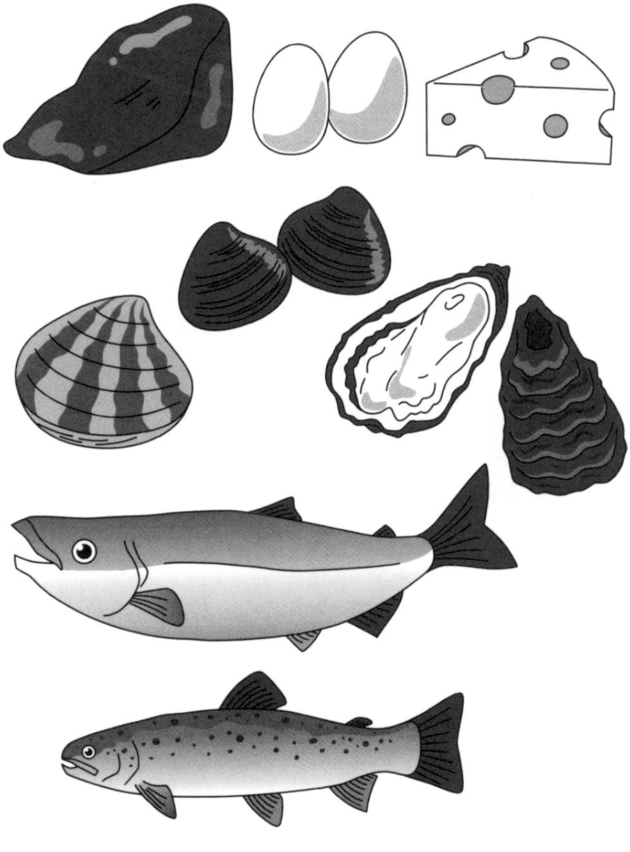

後記

覺得身體某處疼痛時，請先想想自己是否讓身體太過操勞。人總是會在不知不覺間讓身體累積過多的疲勞。

其中，最典型的就是俗稱五十肩的肩膀疼痛，這是疲勞積少成多以後身體爆發出的悲鳴。希望各位都能透過這本書了解休息調養對於改善五十肩的重要性，並學會以正確的方式休養身體。

五十肩症狀非常嚴重的人長期苦於肩痛，肉體上的疼痛也對精神方面造成了不小的折磨，想放棄治療的絕望心情肯定日日強烈。但是，我一定要告訴各位真的沒有必要放棄治療五十肩。

這本書也為手臂幾乎抬不起來的人設計專屬的改善法，請各位一定要理解最重要的就是好好休養身體，循序漸進改善症狀，千萬不要心急。這樣不只能消除疼痛，也能讓肩膀更加靈活。請各位一定要對自己有信心。

本次承蒙主婦之友社的川內昭治編輯的特別關照，讓我有機會以出版的形式將這些內容傳達給飽受肩痛所苦的每一位讀者。在川內編輯的耐心指導下，我才能以更好的方式寫下這些內容，他的態度讓我非常感動，這份感動也成為我往後人生的精神糧食，在此表達由衷的謝意。

最後，希望這本書能夠幫助到更多的人。

町田秀樹

【作者】

町田秀樹

町田脊醫治療院院長。1996年畢業於日本體育大學體育學部健康學科。2002年設立「町田脊醫治療院」，以有效治療疼痛聞名。2017年起擔任東京工學院專門學校講師。著有《できる人はなぜ、そこまで「姿勢」にこだわるのか?》（翔泳社）

裝幀・書籍設計／深江千香子（エフカ）
封面插畫／宮重千穗
本文插畫／宮重千穗、岩部明美、杉本綾子、ガリマツ
編輯／川内昭治（主婦の友社）
總編輯／志岐麻子（主婦の友社）

找回手臂靈活力

肩膀疼痛自救手冊

出　　版／楓葉社文化事業有限公司
地　　址／新北市板橋區信義路163巷3號10樓
郵政劃撥／19907596 楓書坊文化出版社
網　　址／www.maplebook.com.tw
電　　話／02-2957-6096
傳　　真／02-2957-6435
作　　者／町田秀樹
翻　　譯／胡毓華
責任編輯／吳婕妤
內文排版／楊亞容
港澳經銷／泛華發行代理有限公司
定　　價／320元
初版日期／2024年2月

國家圖書館出版品預行編目資料

找回手臂靈活力 肩膀疼痛自救手冊 / 町田秀樹作 ; 胡毓華譯. -- 初版. -- 新北市 : 楓葉社文化事業有限公司, 2024.02　面 ;　公分

ISBN 978-986-370-640-3（平裝）

1. 肩部 2. 健康法

416.613　　112021670